医院感染常见病例的诊断和管理

原　著：［美］Stephen G. Weber
　　　　　　　Cassandra Salgado

主　译：李　宁　黄　晶

副主译：金荣华　吴　昊

译　者：（按汉语拼音排序）

崔　璨　黄　晶　金荣华

姜太一　李　宁　李　晨

李素英　刘燕瑜　马小军

潘　娜　吴　昊　张　通

周　炯

中国协和医科大学出版社

图书在版编目（CIP）数据

医院感染常见病例的诊断和管理／（美）韦伯（Weber，S. G.）等著；李宁，黄晶译. —北京：中国协和医科大学出版社，2013.8

ISBN 978-7-81136-917-5

Ⅰ. ①医… Ⅱ. ①韦…②李…③黄… Ⅲ. ①医院-感染-卫生管理 Ⅳ. ①R197.323

中国版本图书馆 CIP 数据核字（2013）第 168339 号

"HEALTHCARE ASSOCIATED INFECTIONS：A CASE-BASED APPROACH TO DIAGNOSIS AND MANAGEMENT，FIRST EDITION" was originally published in English in 2013. This translation is published by arrangement with Oxford University Press.

《医院感染常见病例的诊断和管理》英文原版由牛津大学出版社于 2013 年出版。本书根据本社与牛津大学出版社达成的协议翻译出版.

著作权合同登记号：01-2013-6451

医院感染常见病例的诊断和管理

原 著：〔美〕Stephen G. Weber
　　　　　　Cassandra Salgado
主 译：李宁 黄晶
责任编辑：顾良军

出版发行：**中国协和医科大学出版社**
（北京东单三条九号 邮编 100730 电话 65260378）
网 址：www. pumcp. com
经 销：新华书店总店北京发行所
印 刷：北京佳艺恒彩印刷有限公司

开 本：850×1168 1/32 开
印 张：7.625
字 数：180 千字
版 次：2013 年 8 月第 1 版 2013 年 8 月第 1 次印刷
印 数：1—5000
定 价：25.00 元

ISBN 978-7-81136-917-5/R·917

免责声明

致　　谢

Dedicated to my family, mentors, and students and all those who have dedicated themselves to preventing and curing infection.

—Stephen Weber

Dedicated to my providers at the Medical University of South Carolina whose thoughtful expertise and care kept me in good health through completion of this project and to my partner who supports all of my academic endeavors.

—Cassandra Salgado

利益声明

Natasha Bagdasarian has nothing to disclose.

David B. Banach has nothing to disclose.

Maureen Bolon has nothing to disclose.

Meghan Brennan has nothing to disclose.

David P. Calfee received research support from the Association of American Medical Colleges.

L.W. Preston Church is a speaker for "The Faces of Flu," a program sponsored by Rush University with support via unrestricted educational grants from Gilead and Genentech.

Christopher J. Crnich has received research support from the University of Wisconsin CTSA and the Hartford Center for Excellence.

Curtis J. Coley II has nothing to disclose.

Sara Cosgrove has nothing to disclose.

Daniel Diekema has received research support from Merck, Pfizer, Innovative Biosensors, bioMerieux, Cerexa, and PurThread Technologies.

Terry C. Dixon has nothing to disclose.

Jennifer C. Esbenshade has received research support from MedImmune.

Charlesnika T. Evans has received research funding from Merck.

Sandra Fowler has nothing to disclose.

Melanie Gerrior has nothing to disclose.

Keith W. Hamilton has nothing to disclose.

Courtney Hebert has nothing to disclose.

Michael Heung has nothing to disclose.

Aimee Hodowanec has nothing to disclose.

Michael G. Ison has received research support from BioCryst, Chimerix, GlaxoSmithKlein, Roche, and ViraCor; has been a paid consultant for Crucell and Toyama/MediVector; has been an unpaid consultant for BioCryst, Biota, Cellex, Clarassance, GlaxoSmithKlein, MP Bioscience, NexBio, Genentech/Roche, Toyama, and T2 Diagnostics; and has been on data and safety monitoring boards for Chimerix and NexBio.

Evgenia Kagan has nothing to disclose.

Keith Kaye has received honoraria from Cubist and has served a consultant for Merck, Pfizer, and Theradoc.

J. Michael Kilby has nothing to disclose.

Ebbing Lautenbachhas nothing to disclose.

Michael Y. Lin has nothing to disclose.

Preeti N. Malani has nothing to disclose.

Dror Marchaim has nothing to disclose.

Camelia Marculescuhas nothing to disclose.

Melissa A. Miller has received research support from an NIH/NHLBI training grant.

Sarah Miller has nothing to disclose.

Rebekah Moehring has nothing to disclose.

Carlene A. Muto was on a speaker bureau for Robert Michael Educational Institute LLC.

Kyle J Popovich has nothing to disclose.

Ari Robicsek has nothing to disclose.

Andrew T. Root has nothing to disclose.

Cassandra D. Salgado has received research funding from the Department of defense and AHRQ.

Michael J. Satlin has nothing to disclose.

Pranavi Sreeramoju has nothing to disclose.

Jeremy Storm has nothing to disclose.

Thomas R. Talbot received research support from Sanofi Pasteur and has served a consultant for Joint Community Resources, Community Health Systems.

Nicole Theodoropoulos has nothing to disclose.

Stephen G. Weber has consulted for Joint Commission Resources.

Sharon B. Wright was a speaker and developer for the SHEA/CDC Healthcare-Associated Infections Course.

Shephali Wulff has nothing to disclose.

David S. Yassa has nothing to disclose.

Teresa R. Zembower has nothing to disclose.

撰稿人

Natasha Bagdasarian, MD, MPH
University of Michigan Health System,
Department of Internal Medicine
Divisions of General Medicine and
Infectious Diseases
Veteran Affairs Ann Arbor Health
System
Ann Arbor, MI

David B. Banach, MD, MPH
Division of Infectious Diseases
Weill Cornell Medical College
New York, NY

Maureen Bolon, MD, MS
Associate Professor of Medicine
Medical Director of Infection Control
and Prevention
Northwestern Memorial Hospital
Chicago, IL

Meghan Brennan, MD
University of Wisconsin School of
Medicine and Public Health
Madison, WI

David P. Calfee, MD, MS
Chief Hospital Epidemiologist
New York-Presbyterian Hospital/
Weill-Cornell
Associate Professor of Medicine and
Public Health
Division of Infectious Diseases
Weill Cornell Medical College
New York, NY

L.W. Preston Church, MD
Hospital Epidemiologist
Ralph H. Johnson VA
Charleston, SC

Christopher J. Crnich, MD, MS
University of Wisconsin School of
Medicine and Public Health
William S. Middleton Veterans
Administration Hospital
Madison, WI

Curtis J. Coley II, MD
Division of Pulmonary and Critical Care
University of Michigan
Ann Arbor, MI

Sara Cosgrove, MD, MS
Associate Professor of Medicine,
Division of Infectious Diseases
Director, Antimicrobial Stewardship
Program
Associate Hospital Epidemiologist
Johns Hopkins Medical Institutions
Baltimore, MD

Daniel Diekema, MD
Division of Infectious Diseases
Department of Internal Medicine
University of Iowa Carver College of
Medicine
Iowa City, IA

Terry C. Dixon, MD, PhD
Division of Pediatric Infectious
Diseases
Department of Pediatrics
Medical University of South Carolina
Charleston, SC

**Jennifer C. Esbenshade,
MD, MPH**
Vanderbilt University School of
Medicine
Department of Pediatrics, Division of
Hospital Medicine
Nashville, TN

Charlesnika T. Evans, PhD, MPH
Center for Management of Complex Chronic Care
Edward Hines Jr. Department of Veterans Affairs Hospital
Hines, IL
Institute for Healthcare Studies
Northwestern University
Transplant Outcomes Collaborative (NUTORC)
Feinberg School of Medicine, Northwestern University
Chicago, IL

Sandra Fowler, MD, MSc
Associate Professor of Pediatrics
Director, Division of Pediatric Infectious Diseases
Medical University of South Carolina
Charleston, SC

Melanie Gerrior, MD
Division of Infectious Diseases
Medical University of
South Carolina
Charleston, SC

Keith W. Hamilton, MD
University of Pennsylvania School of Medicine
Philadelphia, PA

Courtney Hebert, MD
Post-Doctoral Researcher
Department of Biomedical Informatics
Clinical Assistant Professor
Division of Infectious Diseases
The Ohio State University Wexner Medical Center
Columbus, OH

Michael Heung, MD, MS
University of Michigan Health System, Department of Internal Medicine
Division of Nephrology
Ann Arbor, MI

Aimee Hodowanec, MD
Rush University Medical Center and Stroger Hospital of Cook County
Chicago, IL

Michael G. Ison, MD, MS
Divisions of Infectious Diseases and Organ Transplantation
Northwestern University Comprehensive Transplant Center
Feinberg School of Medicine, Northwestern University
Chicago, IL

Evgenia Kagan, MD
Assistant Professor of Medicine
Division of Infectious Diseases
Medical University of South Carolina
Charleston, SC

Keith Kaye, MD
Division of Infectious Diseases
Wayne State University
Detroit, MI

J. Michael Kilby, MD
Professor of Medicine and Microbiology/Immunology
Director, Division of Infectious Diseases
Medical University of South Carolina
Charleston, SC

Ebbing Lautenbach, MD, MPH, MSCE
Associate Professor of Medicine and Epidemiology
Senior Scholar, Center for Clinical Epidemiology and Biostatistics
Associate Director, Clinical Epidemiology Unit (Educational Programs)
Director of Research, Department of Healthcare Epidemiology and Infection Control
University of Pennsylvania School of Medicine
Philadelphia, PA

Michael Y. Lin, MD, MPH
Section of Infectious Diseases
Rush University Medical Center
Chicago, IL

Preeti N. Malani, MD, MSJ
Divisions of Geriatric Medicine and
Infectious Diseases
Veteran Affairs Ann Arbor Health
System
Geriatric Research Education and
Clinical Center (GRECC)
Ann Arbor, MI

Dror Marchaim, MD
Division of Infectious Diseases
Wayne State University
Detroit, MI

Camelia Marculescu, MD, MSCR
Associate Professor of Medicine
Division of Infectious Diseases
Medical University of South Carolina
Charleston, SC

Melissa A. Miller, MD, MS
Division of Pulmonary & Critical
Care Medicine
University of Michigan
Ann Arbor, MI

Sarah Miller, MD
Division of Infectious Diseases
Johns Hopkins School of Medicine
Baltimore, MD

Rebekah Moehring, MD
Duke University Medical Center,
Division of Infectious Diseases
Durham, NC

Carlene A. Muto, MD, MS
Associate Professor of Medicine and
Epidemiology
Division of Hospital Epidemiology
and Infection Control,
University of Pittsburgh Medical
Center, Presbyterian Campus
Pittsburgh, PA

Shephali H. Patel, DO
Section of Infectious Diseases
Rush University Medical Center
Chicago, IL

Kyle J. Popovich, MD
Rush University Medical Center and
Stroger Hospital of Cook County
Chicago, IL

Ari Robicsek, MD
University of Chicago Pritzker School
of Medicine
Chicago, IL
Departments of Medicine and
Medical Informatics
NorthShore University HealthSystem
Evanston, IL

Andrew T. Root, MD
Northwestern University Feinberg
School of Medicine
Division of Infectious Disease
Chicago, IL

Cassandra D. Salgado, MD, MS
Associate Professor, Division of
Infectious Diseases
Medical Director of Infection
Control
Medical University of South Carolina
Charleston, SC

Michael J. Satlin, MD
Weill Cornell Medical College
New York, NY

Pranavi Sreeramoju, MD, MPH
Department of Medicine-Infectious
Diseases
University of Texas Southwestern
Medical Center
Dallas, TX

Jeremy C. Storm, DO
Infectious Diseases
Infectious Disease Specialists
Sioux Falls, SD

撰稿人

3

Thomas R. Talbot, MD, MPH
Vanderbilt University School of Medicine
Department of Medicine, Division of Infectious Diseases
Nashville, TN

Nicole Theodoropoulos, MD
Divisions of Infectious Diseases and Organ Transplantation
Northwestern University Comprehensive Transplant Center
Northwestern University Feinberg School of Medicine
Chicago, IL

Stephen G. Weber, MD, MS
Associate Professor, Section of Infectious Diseases and Global Health
Chief Medical Officer and Vice President for Clinical Effectiveness
University of Chicago Medicine
Chicago, IL

Sharon B. Wright, MD
Silverman Institute for Healthcare Quality and Division of Infectious Diseases
Beth Israel Deaconess Medical Center
Boston, MA

David S. Yassa, MD
Silverman Institute for Healthcare Quality and Division of Infectious Diseases
Beth Israel Deaconess Medical Center
Boston, MA

Teresa R. Zembower, MD, MPH
Northwestern University Feinberg School of Medicine
Division of Infectious Disease
Chicago, IL

4

序　言

　　预防和控制医院感染是保障病人安全、提高医疗质量以及维护医务人员职业健康的一项重要工作。随着现代医学的发展，先进的医疗设备及诊疗技术的广泛应用，各种侵袭性检查和治疗手段的增加，免疫抑制剂的广泛应用，以及抗菌药物滥用，老龄人口增加，严重基础疾病病人、恶性肿瘤患者的增多，使得医院感染在医疗机构中造成的影响日益严重，这就对医院感染控制专业人员及临床医务人员提出了更高的要求。

　　在经受了 SARS、甲型 H1N1 流感等重大传染病疫情的考验后，国家对医院感染控制工作的重视程度达到了一个前所未有的高点，各项针对医院感染控制的法律法规及管理制度也随之产生并逐步走向健全。规章制度犹如建筑的基石，管理方法和业务技术则是砖瓦，只有共同进步、完善，才能建成宏伟的建筑。

　　目前我国的医院感染预防与控制工作较发达国家相对滞后，医院感染管理层面及业务技术层面存在的问题尤为严重。由于医院感染与社区获得性感染的疾病病程、致病菌等均存在诸多不同，临床医疗护理人员及医院感染控制专业人员对医院感染病例的诊断及处理也存在诸多问题，且医院感染专职人员多来自公共卫生专业，其临床知识，包括对医院感染病例的辨别、诊断、治疗等方面的知识有所欠缺，对明确医院感染病例，指导后续感染控制工作也有所影响。

　　目前国内出版的医院感染管理方面的书籍多针对医院感染管理制度进行编写，少有基于真实医院感染病例编写的书籍。本书包含大量国外真实案例，从患者的基本情况、诊断及鉴别诊断、初步处理、病情变化、后续治疗、感染控制、病例总结等方面，对患者自发病至离院期间的全部情况进行了详实的描述。本书值得医院感染控制专业人员及临床医务人员阅读。通过对本书学习，不仅能获得国外医院感染控制工作的先进理念，还能通过真实案例，增加病例处置经验，提高对医院感染病例的诊断、治疗、控制能力。

受篇幅所限，本书内容并不能解决实际工作中的一切问题，但通过知识的积累，和不断提高作为一名医务人员的自身素质和责任心，终将对我国的医院感染控制工作产生不可估量的影响。

李 宁

首都医科大学附属北京佑安医院

2013 年 7 月

目　录

第一章　总论 ……………………………………（ 1 ）

第一节　医疗保健相关感染病患实施的
　　　　管理办法
　　　　Cassandra Salgado，Stephen Weber …………（ 1 ）

第二节　预防医院感染概述
　　　　Stephen G. Weber，Cassandra D.
　　　　Salgado ……………………………………（ 9 ）

第二章　呼吸道感染 ……………………………（ 19 ）

第一节　呼吸机相关性肺炎
　　　　Curtis J. Coley Ⅱ，Melissa A. Miller ………（ 19 ）

第二节　吸入性肺炎
　　　　Pranavi Sreeramoju ………………………（ 27 ）

第三节　医疗保健相关军团杆菌病
　　　　Jennifer C. Esbenshade，Thomas R.
　　　　Talbot ……………………………………（ 35 ）

第四节　医疗卫生机构相关的病毒性肺炎
　　　　Jennifer C. Esbenshade，Thomas R.
　　　　Talbot ……………………………………（ 41 ）

第五节　结核分枝杆菌
　　　　Melanie Gerrior，L. W. Preston Church ……（ 51 ）

第三章　血管内感染 ……………………………（ 57 ）

第一节　中央导管相关性血流感染
　　　　David B. Banach，David P. Calfee …………（ 57 ）

第二节　金黄色葡萄球菌引起的菌血症和
　　　　心内膜炎
　　　　Aimee Hodowanec，Kyle J. Popovich ………（ 65 ）

第三节　重症监护病房中的念珠菌血症
　　　　Keith W. Hamilton，Ebbing Lautenbach ……（ 73 ）

第四节　中央导管隧道感染

　　　　　Michael J. Satlin, David P. Calfee ⋯⋯⋯⋯（ 79 ）
　第五节　心脏内辅助装置感染
　　　　　Meghan Brennan, Christopher J. Crnich ⋯⋯（ 85 ）
　第六节　动静脉造瘘和人工血管动静脉内瘘感染
　　　　　Natasha Bagdasarian, Michael Heung,
　　　　　Preeti N. Malani ⋯⋯⋯⋯⋯⋯⋯⋯⋯⋯（ 93 ）
第四章　皮肤、软组织及骨科感染 ⋯⋯⋯⋯⋯⋯⋯（ 99 ）
　第一节　术后坏死性筋膜炎
　　　　　Rebekah Moehring, Stephen Weber ⋯⋯⋯⋯（ 99 ）
　第二节　医院内水痘、带状疱疹
　　　　　Shephali H. Patel, Michael Y. Lin ⋯⋯⋯⋯（105）
　第三节　医院内疥疮、臭虫等侵扰
　　　　　Maureen Bolon ⋯⋯⋯⋯⋯⋯⋯⋯⋯⋯⋯⋯（111）
　第四节　人工关节感染
　　　　　Evgenia Kagan, Camelia Marculescu ⋯⋯⋯（117）
第五章　消化道及腹腔感染 ⋯⋯⋯⋯⋯⋯⋯⋯⋯⋯（127）
　第一节　医疗卫生机构相关性难辨梭状芽胞
　　　　　杆菌感染
　　　　　Carlene A. Muto ⋯⋯⋯⋯⋯⋯⋯⋯⋯⋯⋯（127）
　第二节　单纯疱疹病毒性食管炎
　　　　　Andrew T. Root, Teresa R. Zembower ⋯⋯⋯（137）
　第三节　医疗卫生机构中的诺如病毒
　　　　　Sarah Miller, Sara Cosgrove ⋯⋯⋯⋯⋯⋯（143）
　第四节　术后腹腔感染
　　　　　David S. Yassa, Sharon B. Wright ⋯⋯⋯⋯（151）
第六章　尿路感染 ⋯⋯⋯⋯⋯⋯⋯⋯⋯⋯⋯⋯⋯⋯（157）
　第一节　导尿管相关尿路感染
　　　　　Courtney Hebert, Ari Robicsek ⋯⋯⋯⋯⋯（157）
第七章　免疫功能低下患者发生的感染 ⋯⋯⋯⋯（165）
　第一节　实体器官移植后发生的医疗相关性感染
　　　　　Chlesnika T. Evans, Michael G. Iso ⋯⋯⋯（165）
　第二节　血液干细胞移植患者发生的医院感染
　　　　　Nicole Theodoropoulos, Michael G. Ison ⋯⋯（171）

第八章　儿科中的问题 ·················· （177）

第一节　极低体重新生儿脓毒症

　　　　Sandra Fowler ·················· （177）

第二节　医疗中的百日咳杆菌

　　　　Tetty C. Dixon ·················· （183）

第三节　新生儿重症监护病房呼吸道合胞
　　　　病毒感染

　　　　Nicole Theodoropoulos, Michael G. Ison ······ （189）

第九章　多重耐药微生物及生物恐怖主义 ········· （195）

第一节　耐甲氧西林金黄色葡萄球菌定植患者

　　　　Jeremy Storm, Daniel Diekema ·············· （195）

第二节　高度耐药的革兰阴性菌

　　　　Dror Marchaim, Keith Kaye ·············· （205）

第三节　万古霉素耐药的肠球菌

　　　　Cassandra D Salgado ·············· （211）

第四节　生物恐怖主义和医院应对措施

　　　　J. Michael Kilby ·············· （221）

第一章　总论

3

第一章 总 论

第一节 医疗保健相关感染病患
实施的管理办法

Cassandra Salgado，Stephen Weber

一、引言

在现代医学诊疗过程中，即使是训练有素、经验丰富的临床医师也面临着医疗保健相关感染（healthcare-associated infection，HAI）的挑战。本书邀请医疗卫生流行病学、预防感染和传染病等领域的优秀临床专家针对许多常见的 HAI 案例进行介绍和讨论。在每一个案例中，首先是对 HAI 患者诊断和治疗过程的回顾，然后是对预防 HAI 的关键策略和操作进行详细介绍。

第一节首先是对感染患者的管理方法和内容进行概述，作为引言性的章节，其中描述的原则和方法可以使读者对 HAI 诊断和初步处置时遇到的问题有全面了解。如果这种流程和方法在病床护理中得到持续应用，将有助于确保即使是非常复杂和具有挑战性的 HAI 也能得到及时、适当且有数据支持的管理。

接下来的内容会对医院感染预防的原则和实践操作进行介绍。严格开展感染病例监测、持续改进以及暴发调查，这些内容在多数情况下仍然是由预防感染和医疗卫生流行病学领域的专家负责。但是，随着 HAI 发病率升高，需要进行感染预防、控制和消除，那么，医院感染涉及到的相关人员，包括医生、护士和其他医疗卫生专业人员都有至关重要的作用和不可推卸的责任。本章的内容将有助于读者更好地理解这种责任的重要。

二、微生物学和发病机制

总的来说，患者在医疗卫生机构中发生感染风险增加主要有两个因素。第一，与定植在健康宿主体内的共生细菌相比，患者在医院、长期护理机构以及其他临床设施中大量接触的细菌、病毒往往更致命，且对常见的抗生素治疗更具耐药性。特别是在危急救治情况下，患者大量使用抗生素和其他诊疗方法，而这些抗生素和疗法能消除或至少改变常居皮肤、肠、口咽部和其他黏膜表面无害的（而且通常是有益的）细菌的多样性。因此，住院患者容易感染该机构中常见的侵袭性更强的细菌。例如，即便是短暂的住院后，通常老年患者口腔内的正常菌群也会被大肠埃希菌和克雷伯杆菌等肠道革兰阴性菌取代。这些致病菌通过医疗服务者不洁净的手，共用的医疗器械等途径在患者之间水平传播。正常菌群被致病菌株取代便会导致感染，因此也可以说医院患者最常感染的正是侵袭机体的这类医院致病菌。

第二，是发生在患者中间的正常宿主防御系统的破坏，这种破坏缘于疾病，还有必要的临床护理。只要条件允许，甚至不太具有侵略性的细菌也可以突破保护宿主正常的物理屏障和免疫屏障。比如，外皮受损（如血管通路导管或手术伤口）、营养不良（原因通常是重症患者的胃肠病理问题或营养补充不足），或者癌症化疗后骨骼或细胞免疫崩溃的情况。在以上这些情况下，即使是短暂的接触侵袭性相对较弱的病原体（如凝固酶阴性葡萄球菌株）也可能会导致复杂的感染甚至是潜在的致命感染。

三、常规管理办法

对 HAI 发病机制有一定了解之后，要对此类感染实施适宜管理就必须了解当地细菌流行病学和每个患者的风险因素。具体而言，对确诊或疑似 HAI 患者的初期诊断和治疗的最佳办法可以总结为几个基本原则，如图 1.1

所示，详细描述见后。

（一）确定致病病原体

对确诊或疑似 HAI 患者进行管理，第一步是要确定可能的致病病原体。首先，临床医师要诊断身体内最有可能的感染部位。

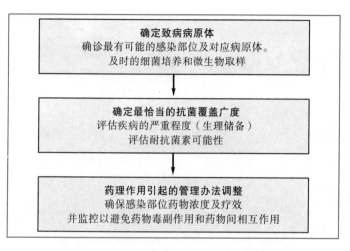

图 1.1　对确诊或疑似 HAI 的常规管理办法

评估过程中，敏锐的临床医师应仔细观察患者细微的症状和体征。这种对细节的关注应该持续整个住院治疗期间：这应该是负责照顾高危患者的临床医师日常工作内容的一部分。对患者以及病床周围情况进行观察和评估，对我们诊断是否有 HAI 或者迅速辨别最有可能感染的部位很有帮助。这种评估的关键要素包括评估手术创伤和其他皮肤破损后的炎症迹象。鉴于血管内导管感染的高发性，对这些部位温度、压痛感或红斑的仔细检查或触诊至关重要，即使是最粗略的体格检查，也应将这些内容纳入进来。肺部和腹部的彻底检查对于排除这些部位常见的 HAI 也很有必要。

确定可能的感染部位后，经验丰富的临床医师综合个人的经验和已发表的医学文献（表 1.1）便可以预测出最有可能的致病病原体。例如，大多数临床医师有这样的意识：中央静脉导管相关血流感染通常是由凝固酶阴性葡萄球菌、金黄色葡萄球菌或念珠菌引起的。这些常规知识还需要辅以对当地 HAI 流行病学的理解。比如，最近发生在医院里的中心血管相关血流感染，多数是由革兰阴性病原体引起的，如果内科医生能意识到这一点，就会据此调整自己经验性治疗的初步方案。

表 1.1　身体不同部位的 HAI 及其对应细菌性病原体

身体感染部位	最常见的致病病原体	其他相关的病原体
皮肤/创伤	金黄色葡萄球菌（耐甲氧西林金黄色葡萄球菌） 链球菌	肠杆菌 铜绿假单胞菌
血流	凝固酶阴性葡萄球菌 金黄色葡萄球菌（耐甲氧西林金黄色葡萄球菌） 假丝酵母菌 肠球菌	铜绿假单胞菌 肠杆菌
肺部/肺炎	铜绿假单胞菌 金黄色葡萄球菌（耐甲氧西林金黄色葡萄球菌） 大肠埃希菌 克雷伯杆菌	假丝酵母菌
尿液	大肠埃希菌 克雷伯杆菌 铜绿假单胞菌	假丝酵母菌 金黄色葡萄球菌（耐甲氧西林金黄色葡萄球菌） 肠球菌

然而，要确定致病病原体，首先是收集细菌培养标本和其他微生物采样标本。应尽可能在实施广谱抗菌治疗前获得微生物样本。几乎所有针对 HAI 的诊断检查都会涉及到血液细菌培养——不仅因为住院患者中原发血液感染的发病率高，而且还因为继发菌血症会导致 HAI

的病情进一步恶化。应该注意的是常规收集尿样可能无法保证准确度，特别是患者的症状和体征表明身体其他部位有原发感染的情况。由此，我们总结出住院患者微生物采样结果的一般性解读原则。具体而言，仅凭尿液细菌培养呈阳性就诊断该住院患者有严重感染这样的结论会带来很多严重后果，特别是在症状或体征不明确的情况下。临床医师可能会错误地归因于尿路感染，无法得出更准确的诊断，感染可能实际存在身体的其他部位。因此，为了不被定植菌的检测结果误导，当获取的细菌培养结果的部位没有消毒，需要审慎解读，尤其是已经接受过广谱抗菌治疗的患者。以此类推，从伤口、气管或痰等也可能会检出耐药病原体，我们不能确定这些细菌是否造成了感染。以上这些情况的检验结果可能会不准确，带来不必要的抗生素治疗。

（二）确定最恰当的抗菌覆盖广度

确定最有可能的 HAI 致病病原体后，在等待微生物取样结果的同时，要确定初期经验性治疗方案的广度。一般而言，可以通过评估两个主要因素来断定，分别是患者临床表现、疾病的严重程度和耐抗生素可能性。

患者病情的严重程度对临床医师初期抗菌治疗方案的选择有很大影响，特别是重症监护病房的患者，以及存在血流动力学改变或呼吸衰竭高风险的患者。简而言之，病情越严重的患者，越需要初期广谱抗菌保护。在这种情况下，主治医师在初期药物疗法的选择上容不得犯错误。如果医生选择过于窄谱的抗菌治疗方案，不断发展的感染可能就得不到有效治疗，患者的发病率和死亡率会更高。例如，接受移植手术后的患者会经历突然的高热、低血压甚至末梢器官功能障碍，他们接受的广谱抗生素疗法应覆盖金黄色葡萄球菌、铜绿假单胞菌和其他革兰阴性病原菌。对这类患者，任何一个（或多个）这些常见的病原体都可能引起败血症综合征。如果没有针对性的治疗，这些细菌中任何一种都有可能在细菌培养结果回报之前夺走患者的生命。相反，对于没有免疫抑制的患者，即使有严重感染迹象，也应尽量使用窄谱抗菌治疗方案，因为即使不能覆盖原发疾病的病原体，可能不会增加患者的发病率和死亡率，但选择窄谱抗菌治疗方案可以使患者免于毒副作用和使用广谱抗菌药物带来的风险。

选择合适的抗菌药物来覆盖导致 HAI 的病原体的另一个决定因素是抗生素耐药的可能性，尤其是引起 HAI 的病原体中，耐药病原体的比例逐渐升高（见表 1.2）。在这种情况下，临床医师一方面要运用自己流行病学的知识进行思考，另一方面则需要考虑当地耐药发展趋势的影响。因此，临床医师需要不断获取新增的耐药趋势及其模型的信息，信息来源可以是医院药敏报告（抗菌谱），也可以是医院感染控制部门或公共卫生部门。比如，对手术伤口感染患者的治疗方法与因在医疗卫生机构里诊疗而受感染患者的治疗方法是不同的，相比于耐药现象更加普遍的医疗卫生机构来说，前者发生耐甲氧西林金黄色葡萄球菌感染的概率明显更小。除了耐药信息的掌握，还需要对单个患者携带或感染多重耐药菌（MDRO）风险有所掌握。典型的风险因素包括长期住院、前期抗菌治疗及免疫功能不全（见表 1.3）。耐药可能性越大，需要越广谱的经验性抗菌药物覆盖治疗。

（三）药理作用引起的管理方案调整

最后但非常重要的是，为 HAI 确诊患者或疑似患者选择初期经验治疗方案还要考虑到可用抗菌剂对患者的药理作用。由于篇幅所限，本书对影响方案选择的药代动力学和药效动力学方面的因素不进行深入探讨。

但是要注意以下几点，首先，要慎重考虑，确保使用的抗菌剂在确诊或疑似感染部位起到应有的效果。同时要适当调整用药剂量和用药时间。其次，一定要注意感染源的控制，即所有治愈或（尽可能）控制原发部位感染的干预措施，以最大限度使宿主免疫力和抗菌治疗共同发挥作用以实现临床治愈的目的。再者，也有许多HAI 案例的最优解决方案要移除引发感染的假肢装置，同时需要考虑选择合适的抗菌剂。

表1.2　不断增多的多重耐药菌及对应的抗菌疗法的选择

耐药病原体	对应抗菌疗法的选择
耐甲氧西林金黄色葡萄球菌（MRSA）	达帕托霉素 利奈唑胺 头孢吡普
耐万古霉素肠球菌	利奈唑胺 奎奴普丁/达福普丁
产超广谱β内酰胺酶肠杆菌（ESBL）	碳青霉烯类抗生素（例如：亚胺培南、美罗培南） 氨基苷类抗生素（例如：阿米卡星） 黏菌素（黏菌素甲烷磺酸钠）
耐碳青酶烯类肠杆菌（CRE）	黏菌素（黏菌素甲烷磺酸钠）
耐氟康唑假丝酵母菌	棘白菌素（例如：米卡芬净）

表1.3　住院患者中多重耐药菌（MDRO）风险因素

多重耐药菌风险因素
全身性抗生素疗法
有住院经历或较长的住院期
并发症（例如：糖尿病）
高龄
腹部外科手术
重症监护病房
免疫抑制
感染控制措施不足

　　对 HAI 患者的治疗进行综合考虑的内容除了常规的 HAI 管理方案，还包括使用药物的复杂的药理作用，即便是非常优秀的临床医师也可能会在选择恰当的抗生素疗法这一较基本的层面上有所疏忽。具体而言，因为药

物过敏、毒副作用和药物间相互作用这些因素对于控制HAI非常重要。住院患者通常接受多种口服和注射疗法，不光为了控制原发疾病，也是为了控制患者潜在的并发症。每一份药剂都有其毒副作用和药物间相互作用的风险。这种情况下，如不考虑抗菌药物相关的风险，就有可能带来严重伤害甚至死亡。

推荐文献

El-Solh AA, Pietrantoni C, Bhat A, et al. Colonization of dental plaques: a reservoir of respiratory pathogens for hospital-acquired pneumonia in institutionalized elders. Chest 2004;126:1575–1582.

Muto CA, Jernigan JA, Ostrowsky BE, et al. The Society for Healthcare Epidemiology of America guideline for preventing nosocomial transmission of multidrug-resistant strains of *Staphylococcus aureus* and *Enterococcus*. Infect Control Hosp Epidemiol 2003;24:362.

National Nosocomial Infections Surveillance (NNIS) System Report, data summary from January 1992 through June 2004, issued October 2004. Am J Infect Control 2004;32(8):470–485.

Siegel JD, Rhinehart E, Jackson M, Chiarello L, and the Healthcare Infection Control Practices Advisory Committee. Management of multidrug-resistant organisms in healthcare settings 2006. Centers for Disease Control. Available at: www.cdc.gov/ncidod/dhqp/pdf/ar/mdroGuideline2006.pdf (accessed October 7, 2011).

（黄　晶　译　金荣华　审校）

第二节 预防医院感染概述

Stephen G. Weber, Cassandra D. Salgado

一、引言

越来越多的证据表明，大部分医疗保健相关感染（healthcare-associated infections，HAI）是可以预防的。一般来说，减少感染风险的措施从理论上讲不难，技术操作上也不复杂，只需要临床医师严格遵守基本操作方法即可。但遗憾的是在大多数医疗中心，像手卫生和个人防护装备使用等措施的达标率仍远低于100%。因此，预防 HAI 就不仅仅是主要负责这项任务的人员，尤其是医院感染控制中心人员的责任。每一位与患者有接触的医务人员以及医院环境都与预防感染有一定的关系。

本书用较大篇幅介绍 HAI 的诊断和症状体征变化的处理，在此基础上，再介绍日常实际操作过程中预防和控制医院感染的措施和流程。针对我们讨论过的各类感染，很多方法都已应用于预防感染，往后的篇幅中多数病例讨论都会简要概述这些预防方法。不过，为了更概括性地引入预防感染的话题，本章将介绍对多数感染控制策略和措施起指导作用的一般性原则。

本章节将首先概述各种医院感染控制项目，然后介绍感染控制的原则，并着重介绍传播控制（包括环境因素干预）和防止宿主进一步感染的策略。每一个案例着重分析管床的医疗卫生人员在预防感染中的责任。

二、医院感染控制环节

（一）医疗卫生人员

医院感染预防和控制项目为医疗卫生机构建立了管理、行政和临床处理的规范以预防 HAI（图1.2）。

标准的医院感染预防控制队伍的成员要求临床方面

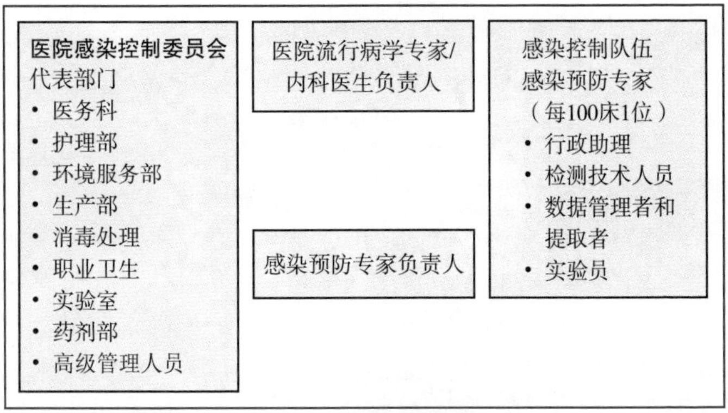

图 1.2　标准的住院患者感染预防环节的组成要素

具有丰富背景、专业知识和专业技能。感染预防专家（infection preventionists，IPs；又称感染控制专家或感染控制医师）主要负责日常大多数防控项目的运作。感染预防专家的日常工作就是监控感染、持续改进、组织培训和暴发调查。这项职业有资质认证，而且在多数医疗卫生机构中越来越受青睐。同感染预防专家一起工作的可能还有数据分析人员、监测技术人员和行政助理。

虽然医院感染预防控制项目的主要实施人员是临床医师，但在不同机构中其参与和贡献的程度却各不相同。在优质医疗卫生机构中，科主任通常接受专业规范的培训，在感染预防和医院流行病学方面有丰富经验，参与感染预防控制项目的方案设计，制定控制目标和持续改进措施，并带头创新和研究改进措施有效性。而在有些机构中，科主任可能没有感染预防这方面的专业背景，未接受相关培训，只是该机构感染控制委员会的主席或在需要干预措施时召集相关医务人员的负责人。

在大多数医院，感染控制委员会不仅监督感染控制项目的各项活动，还向医院的医务人员和相关负责人提供感染控制的最新研究成果及建议等信息。感染控制委员会通常由多学科的专家组成，其成员不仅来自临床领域，还来自医院领导层、临床实验室、药剂部门、环保服务部门、绩效管理部门、规章执行管理部门、职业医学等。

（二）实施

感染预防控制队伍重要的职责之一就是确保该项目的资源优势和专长得到较好的发挥，尽可能高效地控制感染，和尽可能多地保护患者。**感染控制的风险评估**是委员会等认证机构授权的标准化操作，并为实践操作提供了系统性的方法。感染控制队伍应与医院的重要相关人员每年至少召开一次会议来对患者、探病者和员工面临的各种风险按级别排序。目前已研发多种方法，以确保这项工作以客观、量化的方式开展（表1.4）。

表1.4　医院感染控制项目的风险评估方法样本*

病原体/综合征	严重程度 (1～5)	易感人群 (1～5)	易感程度 (1～5)	风险总分
血液感染	4	3	4	48
外科手术部位感染	3	4	4	48
耐甲氧西林金黄色葡萄球菌	3	4	3	36
难辨羧状芽孢杆菌	4	4	2	32
流行性感冒	2	4	3	24
呼吸机相关感染	4	2	3	24
耐药革兰阴性杆菌	5	2	1	10
尿道感染	1	3	3	9
耐万古霉素肠球菌	1	2	3	6

* 此样本中，临床症状和感染都有评分，评分依据是感染的严重程度，易感人群的数量和预防控制措施对问题的解决程度（越有效＝分值越低），所有分值相乘得到最后一栏的风险总分值即风险严重程度。

感染监测即系统性地收集和分析实验数据和临床数据以监测医院获得性感染频率趋势和/或重要流行病细菌

感染的频率趋势。它对感染控制的实际操作有重要作用，且与项目其他活动有紧密联系。感染监测的典型目标包括特定的设备相关感染（比如：中心静脉插管相关血流感染和呼吸机相关肺炎等）、多重耐药菌（MDROs）感染或定植、外科手术部位感染和医院获得性季节性流感病例。监测数据通过标准化报告定期传递给医院领导层及一线医务人员（表1.5）。

表1.5　总结医疗卫生相关感染监测结果的报告卡样本*							
病原体/症状（病例数量）	上年度	指标	年初至今	第1季度	第2季度	第3季度	第4季度
CLABSI（每置管1000天）	2.1	1.0	1.3	1.9	0.9	1.0	
外科手术部位感染	19	13	7	3	3	1	
耐甲氧西林金黄色葡萄球菌	30	20	17	8	5	4	
难辨梭状芽胞杆菌	26	17	9	6	2	1	
流感	9	6	8	4	3	1	
呼吸机相关肺炎	6	4	1	1	0	0	
耐药革兰阴性杆菌	8	5	6	2	2	2	
尿道感染	21	14	12	6	4	2	
耐万古霉素药肠球菌	8	5	3	2	1	0	

*此样本按季度整理了（共三个季度）各种常见感染的数据。每种感染都建立了指标，一个指标表示相比上年度每种感染的数量减少33%。可以用颜色编码来表示每一个报告周期内指标是（绿色）否（红色）完成。

CLABSI，即中心静脉插管相关血流感染。

感染预防控制队伍通过组织**持续改进**活动开展小范围或覆盖全院的项目，目的是减少某项感染带来的风险，控制感染传播或感染暴发，提高管控方面的工作效率，或提高实践操作技能，增加安全意识。效果较好的项目所使用的方法可以得到医疗保健绩效质量与改进方面的专家的引用和参考。

以上这些感染预防管理方法的应用不断受到来自其他机构和行业技术的影响，比如精益管理和六西格玛管理。

感染暴发调查可能是医院感染预防控制内容中最为人们所熟悉的。无论是否有监测数据、临床医师的床旁观察和经验丰富的感染预防专家的推测等方面的信息支撑，都需要我们及时做出判定、评估、分析和干预以应对感染暴发。现代医院中感染暴发调查的线索主要来自极其细致的（有时是乏味的）数据分析，全面的环境评估，以及与护理人员和其他相关人员的广泛访谈和讨论。表1.6描述了典型的感染暴发调查内容。

表1.6　感染暴发调查要素，即住院患者感染控制项目调查要素
以最低发病率为基线，检测上升幅度
建立初期病例界定
运用紧急补救措施
新增病例监测
如有需要，向公共卫生部门报告
修改病例界定
环境检查/采样
结构性分析（病例控制研究）
按步骤实施补救

执行法规是感染预防控制队伍与医院其他相关人员共同承担的另一项责任。联合委员会等认证机构，国家和地方卫生委员会，以及保险纳税人对医院护理服务制定的标准越来越高。虽然消费者和患者受益于这些标准，但对于感染预防专家及其同事，要确保始终达到这样的标准，会给该感染控制计划带来不小的压力。

（一）一般原则

上节介绍了 HAI 的发病机制和微生物学理论。有了这一基础，我们可以将预防感染的方法看作是两种不同策略的共同作用。首先是在各种物理，化学和环境隔离方法的使用过程中防止致病细菌从一个患者向其他患者传播。其次是降低接触到病原体的患者会因为宿主免疫系统的溃败而被感染的风险。这两种策略都会在下面的部分给予描述，并在表 1.7 中给予总结。

同样重要的是在预防和控制感染过程中抗菌药物管理工作。特别是由多重耐药菌引起的感染。毫无疑问，抗生素的误用和滥用是导致越来越多的耐药性致病病原体增殖的主要原因，比如耐碳青霉烯类革兰阴性菌、耐甲氧西林金黄色葡萄球菌以及难辨梭状芽胞杆菌的增殖。因此，在所有医疗卫生机构中正确使用抗菌药物治疗有助于控制感染传播和保护宿主。医学文献中描述了多重耐药菌管理干预措施的有效性，这些措施包括药物限制，处方点评和围手术期抗菌药物的优化使用等。本书对抗菌药物管理工作不做系统的描述和介绍，建议读者查询更全面，更权威的资料。

表 1.7　医院感染预防的一般原则

传播控制	减少严重细菌感染
手部卫生	CLABSI 预防系列措施
个人防护装备	床头抬高（VAP）
器械清洗和消毒	术间抗生素预防（SSI）
环境净化	莫匹罗星去除鼻定植（MRSA）
	术间血糖控制
	氯己定皮肤制剂/洗浴

（二）防止传播的隔离措施

患者之间建立隔离屏障是降低不同情况 HAI 风险的首要措施。这一措施的典型应用便是**手卫生**。虽然许多 HAI 风险的显著降低与坚持遵守手卫生标准有关，但目前却仍然没有一个明确的界定标准。因此整个医疗卫生过程中的手卫生就应该努力实现 100% 依从性。

手卫生执行有效性的标准不仅考虑接触污染后洗手的次数，还要考虑接触物体后手污染的程度。世界卫生组织已确定了与患者接触后手卫生五个"时刻"（如图 1.3 所示）。与此同时，严格执行手卫生产品的推荐用法（包括肥皂和水以及含酒精的洗手液）至关重要。

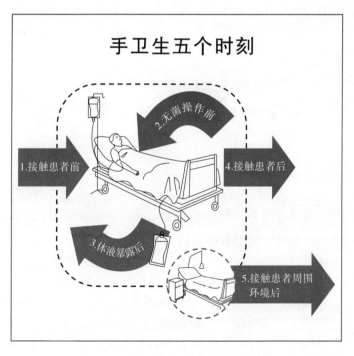

图 1.3　世界卫生组织手卫生五个时刻

个人防护装备的使用将物理隔离的概念拓展至传播过程中。一次性隔离衣和手套的使用减少了多重耐药菌的传播，尤其是在感染暴发的情况下。因此，控制多重耐药菌的建议和标准中很重要的一条就是个人防护装备的使用。个人防护装备通过防止医务人员衣服和双手带有的病原体向外传播来进一步加强手部卫生。当然，也有人担心患者处于隔离式的预防措施之下，其精神状态下降和出现安全事故的风险会更大。

环境控制可以进一步加强保护性隔离以防止 HAI 传播。其中有些措施简单易操作，比如将带有某种感染症状的患者安置在有助于防止感染传播的床单位。同样的例子还有，肺结核患者使用负压病房，多重耐药菌感染患者使用单人病房。

因为医院里物体表面及设备本身可能是多重耐药菌和其他病原体传播的污染源，所以很多环境控制的方法应保证有效实施。新患者被安置在有感染或者多重耐药菌患者使用过的病房里，其感染这种病原体的风险就会增加，因此当新的患者使用该房间时，及时细致地打扫（完全清洁）会减少感染风险。

（三）减少严重感染的风险

尽管部署了基本的传染控制措施，但住院患者仍然有被病原体侵入而引起感染的风险，尤其是宿主免疫力低下的情况。越来越多的证据表明，通过一些基本的床边干预措施可以减少严重感染致命病原体的风险。

经验证明并总结一系列针对可能造成器械相关感染和并发症的**有创器械管理的最佳实践**。最好的经验就是中央血管通路设备的管理。目前，已经开发、研究和运用了一系列干预措施。这些措施主要是用于降低导管病原菌定植的风险以及病原体向血管内系统传播的风险。尽管这一系列措施中个别要素的支持性证据受到了质疑，但是这一系列干预措施加上提高安全意识和加强沟通的举措同时实施，收到非常满意的效果。类似的系列措施也被推荐用于预防呼吸机相关肺炎和导尿管相关性尿路感染。

去定植策略和抗菌策略被认为可以更直接地控制

医院致命性顽固定植菌株的影响。从根本上说，这种做法的目的是使宿主免受更有威胁的细菌的影响，并重新建立良性定植屏障来保护患者。此前的研究从对全身性抗生素的管理到有针对性的部位消除定植都有提及。

最近，我们在更有针对性的措施应用方面取得了很大进展。后面的章节将会讨论莫匹罗星对降低金黄色葡萄球菌感染风险的效果，尤其是对甲氧西林耐药的菌株。最近这一方法有了更进一步的拓展，即用氯己定给重症监护室的患者洗药浴来降低中心静脉插管相关血流感染（CLABSI）的风险。

氯己定作为皮肤消毒剂所起到的作用已经在医疗卫生机构得到证实，这也是预防 CLABSI 干预措施之一。研究发现在多数手术前使用含氯己定的制剂要比含聚维酮碘的制剂效果好。当然，很多手术操作主要靠技术来降低宿主感染的风险，比如手术期血糖控制和围手术期预防性使用抗生素。

17

推荐文献

Allegranzi B, Pittet D. Role of hand hygiene in healthcare-associated infection prevention. J Hosp Infect 2009;73(4):305–315.

Carboneau C, Benge E, Jaco MT, Robinson M. A lean Six Sigma team increases hand hygiene compliance and reduces hospital-acquired MRSA infections by 51%. J Healthc Qual 2010;32(4):61–70.

Datta R, Platt R, Yokoe DS, Huang SS. Environmental cleaning intervention and risk of acquiring multidrug-resistant organisms from prior room occupants. Arch Intern Med 2011;171:491–494.

Dellit TH, Owens RC, McGowan JE, Gerding DN, Weinstein RA, Burke JP, et al. Infectious Diseases Society of America and the Society for Healthcare Epidemiology of America guidelines for developing an institutional program to enhance antimicrobial stewardship. Clin Infect Dis 2007;44:159–177.

Hebert C, Robicsek A. Decolonization therapy in infection control. Curr Opin Infect Dis 2010;23:340–345.

Jernigan JA, Titus MG, Gröschel DH, Getchell-White S, Farr BM. Effectiveness of contact isolation during a hospital outbreak of methicillin-resistant Staphylococcus aureus. Am J Epidemiol 1996;143(5):496–504.

Parker J, ed. Risk assessment for infection prevention and control. Oakbrook Terrace, IL: Joint Commission Resources, 2010.

Pronovost P, Needham D, Berenholtz S, Sinopoli D, Chu H, Cosgrove S, et al. An intervention to decrease catheter-related bloodstream infections in the ICU. NEJM 2006;355:2725–2732.

Pittet D, Hugonnet S, Harbarth S, Mourouga P, Sauvan V, Touveneau S, et al. Effectiveness of a hospital-wide programme to improve compliance with hand hygiene. Infection Control Programme. Lancet 2000;356:1307–1312.

Stelfox HT, Bates DW, Redelmeier DA. Safety of patients isolated for infection control. JAMA 2003;290:1899–905.

（黄　晶　译　金荣华　审校）

第二章　呼吸道感染

第一节　呼吸机相关性肺炎

Curtis J. Coley Ⅱ, Melissa A. Miller

一、初始病例介绍

患者 M. L.，男性，77 岁，患类风湿性关节炎，长期接受泼尼松治疗，既往有心肌梗死、充血性心力衰竭病史，本次因呼吸窘迫和胸部压迫感急诊入院。体格检查发现患者出现发绀，嗜睡，无发热，血压 220/115mmHg，呼吸频率 35 次/分。氧饱和度为 60%。紧急对其行气管插管和机械通气。初步检查显示肌钙蛋白水平及白细胞计数正常，B 型心房利钠肽升高，为 1800pg/ml。便携式 X 线胸片显示双肺血管充血，与肺水肿一致。随后，患者被收入冠心病监护病房接受进一步治疗。由于患者的自主呼吸无法与呼吸机同步，需要持续输注镇静剂来保持足够的氧合作用。在接下来的数天里，经过利尿及控制血压治疗，患者的病情明显好转。入院第 3 天停止使用镇静剂。同时，主治医师发现患者的床头并没有抬高。护理记录显示，患者在操作进行的最初 24 小时内都是平躺着的。

住院的第 4 天，M. L. 发热 40℃，血压 80/40mmHg，氧需求增加，从气管内吸出的痰量大且黄稠。便携式 X 线胸片统计显示血管充血问题已解决，但左下叶出现一个新的不透明的点（图 2.1）。实验室检验显示白细胞数显著升高，为 15000/mm³。

二、鉴别诊断

行机械通气的患者，其出现新的肺部浸润和发热的

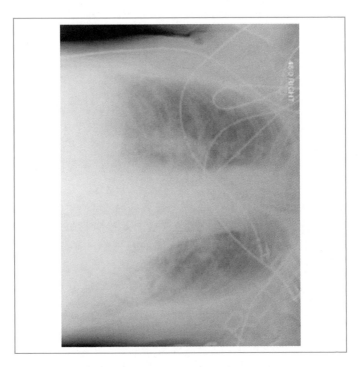

图2.1　插管病人左下肺叶浸润的胸片

鉴别诊断很广，包括肺炎、吸入性肺炎、肺不张、肺栓塞、恶性肿瘤、急性呼吸窘迫综合征（acute respiratory distress syndrome，ARDS）。对于临床医师来说，做出正确的诊断以便采取适当的治疗是非常重要的。在这个病例中，白细胞计数升高、咳痰增加以及氧需求增加都表明是肺炎，具体而言，是呼吸机相关性肺炎（ventilator-associated pneumonia，VAP）。

医源性肺炎有三种不同的分类。医院获得性肺炎（hospital-acquired pneumonia，HAP）定义为入院后48小时或以上确诊为肺炎，而在入院时没有也不处于感染潜伏期。呼吸机相关性肺炎（VAP）定义为在感染前48小时内行气管内插管的肺炎患者。医疗保健相关性肺炎（healthcare-associated pneumonia，HCAP）发生在下列患者：最近90天在急救中心住过2天以上，居住在疗养院或长期护理机构，本次感染前30天内接受过静脉抗生素治疗、化疗或伤口护理，在医院或诊所接受血液透析治疗。与社区获得性肺炎相比，HCAP相关微生物更类似于HAP和VAP。绝大多数HAP和VAP的致病微生物是细菌，最常见的是革兰阳性球菌和/或革兰阴性杆菌，包括金黄色葡萄球菌和耐甲氧西林金黄色葡萄球菌（multiple-resistant *Staphylococcus aureus*，MRSA）、链球菌、大肠埃希菌、肺炎克雷伯杆菌、肠杆菌属、铜绿假单胞菌和不动杆菌属。其中金黄色葡萄球菌、铜绿假单胞菌、肺炎克雷伯杆菌和大肠埃希菌占到一半以上。

据报道，HAP的发生率为每1000个住院患者中有5~10例，并且机械通气患者的发病率要高6~20倍。VAP的其他危险因素包括平均年龄、基础疾病、吸氧、长期插管或再插管、诊断为急性呼吸窘迫综合征以及连续使用镇静剂。该患者有几个上述危险因素。医源性肺炎的大致病死率报告为20%~50%。病死率的升高与菌血症、耐药菌（如铜绿假单胞菌、不动杆菌属）感染、内科疾病而不是外科疾病、不恰当的抗生素治疗等因素相关。总体而言，VAP诊断伴有较长的住ICU和住院天数，从而导致较高的住院费用，与未感染的患者比每例增加10000美元到14000美元不等。此外，VAP可能导致其他发病条件，如脓胸、肺脓肿、延长气管插管时间和其他额外程序，包括气管切开置管。

要诊断医源性肺炎，胸部影像学检查必须有一个新的或恶化的渗出灶，以及临床特征，如发热、脓痰、白细胞增多、氧饱和度降低。该患者表现出所有的这些特点。HAP/VAP诊断中的微生物标准要求有临床标准，并增加下呼吸道采样培养结果阳性。迄今没有证据显示在没有任何肺炎临床指征时下呼吸道取样的好处，相比之下，这种做法可能会导致不必要的治疗及耐药的流行，使患者暴露于抗生素的副作用而没有任何临床受益。

下呼吸道微生物采样方法有很多，通常分为两类：

支气管镜法和非支气管镜法。支气管镜采样包括支气管肺泡灌洗（bronchoavleolar lavage，BAL）和防污染标本刷采样。非支气管镜的采样方法包括气管、支气管吸引和mini-BAL。表2.1列出了各种采样方法的进一步细节。支气管镜法的优点包括视觉直观采样，培养结果的特异性较高，从而能更迅速地允许降阶梯治疗。

表2.1　支气管镜和非支气管镜采样方法以及各自定量培养阳性阈值的说明

采样方法	程序说明	定量培养阳性阈值：菌落形成单位（CFU/ml）
防污染样本刷（protected specimen brush，PSB）	护套刷通过支气管镜推到鞘管所需的相邻气道。涂刷气道壁收集样本。	$>10^3$
支气管肺泡灌洗（BAL）	无菌生理盐水的推入和吸出都是通过楔入支气管段的支气管镜。	$>10^4$
气管吸入	导管通过气管内管推入，直到所需位置，然后对导管施力吸出。	$>10^5$
Mini-BAL	导管通过气管内管推入，直到所需位置，通过导管注入无菌生理盐水，然后吸出。	$>10^5$

相反，非支气管镜法不要求高水平的临床专业知识，因此可以更迅速地以较低的成本获得。另外，随着时间的推移它们满足多样品的需求。应尽量进行支气管镜采样，虽然一项研究表明，其会增加患者死亡的风险，但在其他研究中没有体现。无法实现支气管镜采样时，进行非支气管镜采样应尽量确定肺炎的微生物病原体种类和准确的药敏信息，制定适宜的抗生素治疗方案。

建议的定量培养阈值可以帮助诊断 VAP（见表 2.1）。虽然目的是减少假阴性结果的可能性，但与半定量培养相比（即重、中、轻、无菌生长，其中重、中度增殖被认为是阳性结果），它们的使用没有改善任何临床结果。

三、病例介绍（续）

患者的 X 线胸片上显示肺浸润，医嘱要求静脉输液并使用升压药。还采集了两套血培养和 Mini-BAL 标本。医生还下达了 VAP 的经验性治疗方案，哌拉西林/他唑巴坦和万古霉素。向实验室提供样本的 12 小时后，血培养和 Mini-BAL 都表明是革兰阴性杆菌。此时患者仍然发热，需要 1.00 的 FiO_2 以维持氧饱和度大于 90%。

四、治疗及讨论

最常见的 HAP 和 VAP 相关微生物是革兰阳性球菌（例如：金黄色葡萄球菌、MRSA、链球菌属）和革兰阴性杆菌（例如：大肠埃希菌、肺炎杆菌、肠杆菌属、铜绿假单胞菌、不动杆菌属）。一般来说，多重耐药微生物（即假单胞菌、鲍曼不动杆菌）的感染、致病微生物引起的菌血症以及肺叶或空泡疾病会导致更多的并发症及较差的临床疗效。

在这个病例中，医生快速纠正低血压、微生物采样、使用广谱抗生素都是适宜的。绝大多数的致病微生物都会被这些抗生素覆盖。这个经验性方案可能不会覆盖的是多重耐药的革兰阴性细菌。多重耐药性（multiple resistance，MDR）的定义取决于不同出处，美国疾病预防控制中心（Centers for Disease Control，CDC）定义为至少是对一类抗生素耐药。患者 MDR 病原菌感染的危险因素包括：先前 90 天内接受过抗菌药物；住院 5 天或更长时间；当地社区或特定医院病房中存在高频率抗生素耐药；患者的免疫抑制。在这个病例中，MDR 引起的 VAP 值得注意，因为患者由于类风湿性关节炎而接受慢性泼尼松治疗。

　　MDR 病原体的存在部位和类型是不同的。医生熟悉各自领域内 MDR 病原体的药敏性非常重要。革兰阴性 MDR 频率高的机构中，临床医师应认真考虑从两种不同的通常能有效对抗这些病原体的抗生素中选择、制定经验性治疗方案。HAP、VAP 和 HCAP 的治疗建议总结在图 2.2 中。

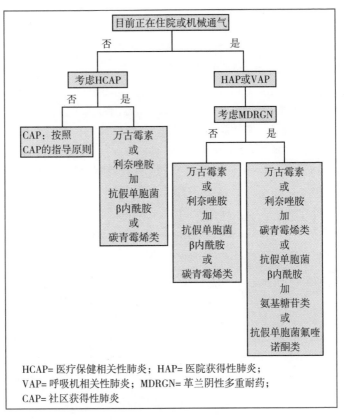

图2.2　抗菌治疗决策树

　　由于该患者的长期免疫抑制，治疗方案将合理增加一种氨基糖苷类或抗假单胞菌的氟喹诺酮类抗生素。根据机构的流行病学，使用基于碳青霉烯类的治疗方案，表明是耐药的革兰阴性菌，尤其是高频率盛行的 MDR 病原菌，如产超广谱 β-内酰胺酶的肠杆菌科细菌、耐 β-内酰胺类的假单胞菌属、不动杆菌属。

治疗耐药性革兰阴性菌，特别是 MRSA，应考虑患者MRSA 的危险因素，如以前使用过抗生素、HIV 感染、血液透析及长期居住在护理机构。已知有 MRSA 定植的患者也应凭经验治疗。治疗应考虑高频率接触社区获得性MRSA 感染和危重患者。在大多数机构中，MRSA 的治疗仍首先考虑万古霉素，然而，一些试验已表明利奈唑胺对 VAP 治疗的成功率也较高，可以考虑作为经验性治疗。此外，万古霉素 MIC（minimum inhibitory concentration）（>1）增长的 MRSA 菌株用万古霉素治疗，即使是用大剂量，也是不充分的。对于已知这些菌株定植的患者或普遍存在的机构，更应考虑使用利奈唑胺。这最后两点的进一步说明，需要临床医师了解当地的耐药信息。

VAP 抗生素的持续时间取决于分离到的微生物和患者的临床反应。如果在抗生素使用的 72 小时内有明显的改善，表明经验方案是适当的，7~8 天的抗生素治疗就足够。然而，延长治疗时间（15~21 天），并且在最初72 小时内临床症状没有明显改善，表明可能有假单胞菌感染或复杂的 MRSA 感染。

由于 VAP 与发病率和死亡率显著相关，临床护理工作主要应以预防为主。Lorente 等提出一套详尽的有证据支持的预防建议。总之，将患者安置在半卧位（床头抬高 30 度），用氯己定冲洗结合机械彻底清洗口腔，可能时尽量避免深度镇静和/或麻醉，并每天评估拔管，可以降低 VAP 的发病率。

五、病例总结

在接下来的 24 小时内，M. L. 的病情继续恶化。他需要增加升压药的剂量以维持平均动脉压在 65mmHg 以上。住院第 6 天，确认感染耐药的不动杆菌，其对哌拉西林/他唑巴坦耐药，对妥布霉素和亚胺培南敏感。据此，医生适当更改抗生素治疗方案，并继续积极治疗。住院第7天，尽管最大支持氧饱和度为40%，患者心率仍然减慢。对他进行了无脉性电冲击。采取高级心脏生命支持措施，并维持了45分钟，也没有恢复自主循环。患者被宣告死亡。

推荐文献

ATS/IDSA. Guidelines for management of adults with hospital-acquired, ventilator-associated, and healthcare-associated pneumonia. Am J Respir Crit Care Med 2005;171:388–416.

Chastre J, Fagon JY. Ventilator-associated pneumonia. Am J Respir Crit Care Med 2002;165:867–903.

Lorente L, Blot S, Rello J. Evidence on measures for the prevention of ventilator-associated pneumonia. Eur Respir J 2007;30:1193–1207.

Rello J, Ollendorf DA, Oster G, Vera-Llonch M, Bellm L, Redman R, et al. Epidemiology and outcomes of ventilator-associated pneumonia in a large US database. Chest 2002;122:2115–2121.

Tablan OC, Anderson LJ, Besser R, Bridges C, Hajjeh R. Guidelines for preventing health-care–associated pneumonia, 2003: recommendations of CDC and the Healthcare Infection Control Practices Advisory Committee. MMWR Recomm Rep 2004;53:1–36.

（刘燕瑜　译　黄　晶　审校）

第二节　吸入性肺炎

Pranavi Sreeramoju

一、初始病例介绍

患者，男性，45 岁，因精神混乱、躁动、意识水平波动、心率及呼吸频率增加急诊入院。患者平素体健，有酗酒史。接诊医生诊断他患有严重急性酒精戒断综合征。患者接受静脉输注劳拉西泮来稳定其意识水平，补液，以及服用多种 B 族维生素，包括每日 100mg 维生素 B_1。在其住院的第 4 天，患者的精神状态改善，静脉注射苯二氮䓬类药物也过渡为口服氯氮䓬。随后患者转至内科病房继续治疗，症状也持续改善。

入院第 6 天，患者原计划于本日出院，但护士发现他出现心动过速、呼吸急促症状，体温 39.4℃，体格检查发现双肺底部可闻及湿啰音，以右侧为著。腹部检查无明显异常。患者无小腿肿胀或压痛，下肢也无可凹性水肿。发现之后，医生嘱行血液检查及 X 线胸部平片检查。数小时后检查结果回报，患者的外周血白细胞计数从 $10/mm^3$ 增加到 $15/mm^3$，X 线胸片检查结果见图 2.3。患者持续出现不适并伴呼吸困难进行性加重。

二、鉴别诊断和初步治疗

在医疗卫生机构中，吸入是肺炎产生的一个重要原因。吸入性肺炎指的是口咽或胃的内容物，伴随着菌群意外进入下呼吸道，引起临床综合征和放射结果异常。在美国，每年有约 25 万住院患者发生肺炎，占所有医疗相关感染的 15%。[1]吸入是引起感染的一个重要原因，虽然确切的比例是未知的。[2]另外，吸入性肺炎占社区获得性肺炎病例的 7%～24%，占持续护理机构中发生的肺炎高达 30%。[3]吸入性肺炎使住院患者平均延长住院日 7～9 天，每名患者额外的医疗费用超过 ＄40,000，死亡风险

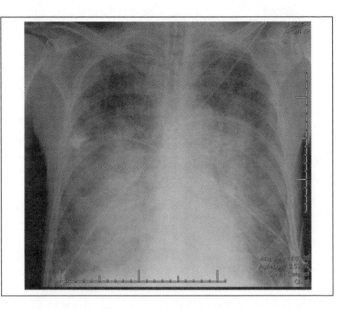

图2.3　胸部正位片显示胸实质双侧浸润，右肺更明显

（供图：Paul E. Marik，MD，Eastern Virginia Medical School，Norfolk，VA）

率增加高达30%。[2]

　　一般情况下，医疗卫生机构相关的肺炎可以进一步划分为医院获得性肺炎（hospital-acquired pneumonia，HAP）、呼吸机相关性肺炎（上节讨论）和医疗保健相关性肺炎（HCAP）。严格地说，HAP已被定义为入院后48小时或更久后出现下呼吸道体征，而之前没有感染症状。HCAP的定义被描述为患者密切接触医疗系统后发生下呼吸道感染，已确认至少有一个以下风险因素存在：最近90天内有住院史；居住在养老院或长期护理机构；本次感染前30天内接受过透析、家庭输液治疗或伤口护理；或者，与带有多重耐药病原体的人共同生活。引起吸入性肺炎的病理生理先决条件是保护呼吸道的宿主防御妥协，如咳嗽、咽反射，伴随着足够的细菌接种或颗粒物阻塞，随后发展有临床症状的感染。

吸入性肺炎必须区别于其他两种常见的吸入胃容物后的综合征：吸入性肺损伤和弥漫性吸入性细支气管炎。[4]吸入性肺损伤被定义为吸入反刍胃内容物引起急性肺损伤。另一方面，弥漫性吸入性细支气管炎，因反复隐匿吸入而通常发生在老年人身上，有时发生在中年人群。反复发作支气管黏液溢出、支气管痉挛、呼吸困难的老年患者，应怀疑是弥漫性吸入性细支气管炎。这两种情况是非感染性的，不要求抗菌治疗。

导致住院患者发生吸入性肺炎的病原体通常是口咽部定植菌（表2.2）。多数感染涉及多种微生物，并通常表现出菌群的异构性。令人惊讶的是，厌氧细菌作为口腔菌群的重要组成部分，在住院患者吸入性肺炎的发展中，通常扮演着不太重要的角色。这可能是由于在住院患者身上，需氧菌过度生长并在口咽部定植。当吸入性肺炎患者恢复了正常的厌氧菌群，常见病原体包括消化链球菌、具核梭杆菌、普氏菌和杆菌。

引起吸入性肺炎的危险因素包括意识障碍、神经功能障碍的吞咽困难、胃食管反流和上呼吸道的机械性损伤（通常由气管插管引起）。支持吸入性肺炎诊断的证据有下呼吸道标本培养和X线胸片检查。然而，即使是严重的吸入性肺炎，临床表现也可能会有很大变化，这取决于机体的特点及致病病原体。如果吸入性肺炎是由厌氧菌引起，临床表现为显著的无痛性症状，有时还伴有腐臭味痰。放射学显示，解剖位置在依赖肺段的部位明显浸润。吸入性多见于右肺，因为右主支气管较直，短于左主支气管，有利于吸入物分布。当侧卧位时吸入，感染通常可能出现在下叶肺的前段和上叶肺的后段。

当怀疑有吸入性肺炎时，应采集下呼吸道标本（质量好的痰标本，气管内吸出物，或支气管肺泡灌洗，视临床情况而定），理想情况下应在抗菌治疗前进行微生物培养。如果临床上对吸入性肺炎的怀疑性低，或者镜检呼吸道标本不明显，可推迟经验性抗菌治疗。对于进行窄谱还是广谱的经验性抗菌治疗的选择，是基于是否存在

表 2.2　引起吸入性肺炎的疑似病原体和经验性抗生素治疗的选择

无 MDR 病原菌危险因素的患者

可疑病原体

- 肺炎链球菌
- 流感嗜血杆菌
- 对甲氧西林敏感的金黄色葡萄球菌
- 对抗生素敏感的肠道革兰阴性杆菌：
- 大肠埃希菌
- 肺炎克雷伯杆菌
- 肠杆菌属
- 变形杆菌
- 黏质沙雷菌

经验性抗生素治疗选项

- 头孢曲松　　　　　　　　或
- 环丙沙星　　　　　　　　或
- 莫西沙星　　　　　　　　或
- 左氧氟沙星　　　　　　　或
- 厄他培南　　　　　　　　或
- 氨苄西林/舒巴坦

有 MDR 病原菌危险因素的患者

可疑病原体

- 耐甲氧西林金黄色葡萄球菌
- 左侧列出的耐药的肠道革兰阴性杆菌
- ESBL
- 铜绿假单胞菌
- 耐碳青霉烯类肠杆菌科细菌
- 嗜肺军团菌

经验性抗生素治疗选项

- 抗假单胞菌头孢菌素（头孢吡肟，头孢他啶）　　或
- 抗假单胞菌碳青霉烯类（亚胺培南，美罗培南）　或
- β-内酰胺酶抑制剂（哌拉西林/他唑巴坦）

及（双层覆盖革兰阴性菌）

- 氟喹诺酮类（环丙沙星，左氧氟沙星，莫西沙星）　或
- 氨基苷类（阿米卡星，庆大霉素，妥布霉素）　　或

及（覆盖 MRSA）

- 利奈唑胺　　或
- 万古霉素

一旦培养及药敏结果可用，抗生素立即降级到窄谱

危险因素多重耐药菌（multi-drug resistance，MDR），也可能会被患者表现出的严重程度影响（表 2.2）。在医疗环境中，MDR 病原体引起吸入性肺炎的危险因素包括：前面提到的 HCAP 相关风险；在过去 3 个月内接受过抗菌治疗；在住院后数天才开始出现症状（≥5 天）；病房药敏数据显示存在高频率的抗生素耐药；存在免疫抑制。当存在这些危险因素时，指南建议使用广谱的联合疗法，包括对革兰阴性菌的覆盖以及抗 MRSA（multiple-resistant *Staphylococcus aureus*）的活性。然而，经验性治疗应覆盖最可能的致病病原体，其中包括已确定定植在患者口咽部的微生物。这种方法应该限制经验性抗生素的过度使用。如果怀疑有厌氧病原体，而其他计划的抗菌剂都不具有抗厌氧菌活性时，可以适当在治疗方案中添加克林霉素或甲硝唑。如果怀疑感染嗜肺军团菌（通常情况下，突然发作的严重的多叶肺炎），大环内酯类或氟喹诺酮类药物也应该包括在内。患者感染的所有证据是真实的，在与医院政策一致并确定病原体的基础上，患者必须被适当隔离。必须评估并发症的存在，如有临床指征则咨询牙科，以减少未来经常性感染的风险。

三、病例介绍（续）

基于对吸入性肺炎的高度临床怀疑及 MDR 病原体的低可能性，进行痰标本培养，并开始用覆盖常见革兰阳性菌和革兰阴性菌的莫西沙星进行经验性治疗。三天后，患者的痰标本培养出肺炎克雷伯杆菌，它对多种抗生素敏感，包括莫西沙星。甚至在实验室经过 5 天的潜伏期后，他的血培养也没有出现病菌增长。

四、管理及讨论

进一步管理吸入性肺炎患者，密切临床随访和持续的实验室评估结果。图 2.4 是一个简单的公式，可以有助于引导决策。一旦培养和药敏结果可排除 MDR 病原体的参与，抗菌治疗可降级到窄谱。大多数患者吸入性肺炎的典型的抗菌治疗时间为 7～8 天，除非有并发症的发生。有越来越多的证据支持，无论是什么病因，中度至严重肺炎的抗菌治疗时间更短（3～5 天）。[6,7]吸入性肺炎潜在的并发症包括肺脓肿、坏死性肺炎、肺炎旁胸腔积液，脓胸支气管胸膜瘘继发。采用适当的抗生素治疗，症状持续或加重虽然少见，但也应及时进行评估。

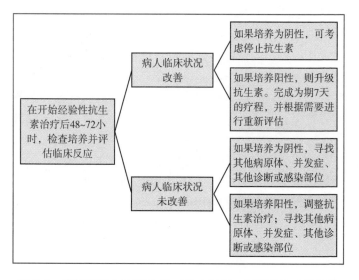

图2.4　在怀疑吸入性肺炎48～72 小时后，制定的公式指导临床决策

（American Thoracic Society/Infectious Diseases Society of America guidelines 2005.）

住院患者吸入性肺炎的预防措施包括：维持床头抬高 30 度，以减少被动吸入的可能性；为高风险的患者进行频繁积极的口腔护理，包括洗必泰冲洗；避免不必要的抗菌和镇静管理，并经常为吞咽障碍患者吸出口咽分泌物。[5]

五、病例总结

患者在接受莫西沙星治疗后，症状有所改善。第9

天出院，完成了一个莫西沙星的 7 天疗程，氯氮䓬逐渐减量则额外超过 3 天，并转诊进行酒精康复治疗。

参考文献

Klevens RM, Edwards JR, Richards CL Jr., et al. Estimating health care-associated infections and deaths in U.S. hospitals, 2002. Public Health Rep 2007;122:160–166.

ATS/IDSA. Guidelines for the management of adults with hospital-acquired, ventilator-associated, and healthcare-associated pneumonia. Am J Respir Crit Care Med 2005;171:388–416.

Reza Shariatzadeh M, Huang JQ, Marrie TJ. Differences in the features of aspiration pneumonia according to site of acquisition: community or continuing care facility. J Am Geriatr Soc 2006;54:296–302.

Marik PE. Pulmonary aspiration syndromes. Curr Opin Pulm Med 2011;17:148–154.

Tablan OC, Anderson LJ, Besser R, Bridges C, Hajjeh R. Guidelines for preventing health-care--associated pneumonia, 2003: recommendations of CDC and the Healthcare Infection Control Practices Advisory Committee. MMWR Recomm Rep 2004;53:1–36.

Li JZ, Winston LG, Moore DH, Bent S. Efficacy of short-course antibiotic regimens for community-acquired pneumonia: a meta-analysis. Am J Med. 2007;120(9):783–790.

Pugh RJ, Cooke RP, Dempsey G. Short course antibiotic therapy for Gram-negative hospital-acquired pneumonia in the critically ill. J Hosp Infect. 2010;74(4):337–343.

（刘燕瑜　译　黄　晶　审校）

第三节 医疗保健相关军团杆菌病

Jennifer C. Esbenshade, Thomas R. Talbot

一、初始病例介绍

患者，男性，52 岁，因煤油箱爆炸，腹部和下肢（约为体表面积的 40%）持续全层热灼伤。入急诊室后，血氧饱和度为 97%，脉搏 120 次/分，血压 80/20 mmHg，体格检查营养良好，只有腿部和腹部全层热灼伤，没有出现呼吸困难，声音嘶哑或咳嗽。稍后的体格检查结果仍然正常。

在急诊室，给予患者积极的补液和外用烧伤护理。转移到烧伤中心后，继续按现行标准治疗，在入院的第七天开始进行漩涡伤口清创和水治疗法。

入院 11 天后，患者出现间断的轻微咳嗽，并且体温迅速升高至 40℃。主诉头痛、肌痛、恶心。呼吸频率提高到 22 次/分。体格检查时，患者呼吸急促，但没有出现明显的窘迫。深吸气呼吸音在正常基础上有所降低，并有细湿啰音。烧伤部位并未表现出细菌二重感染的具体证据，其余部分结果保持不变。

二、鉴别诊断和初步治疗

几天后患者在重症监护病房发展出肺炎的临床症状和体征。因为症状是在入院后超过 48 小时后出现的，可能会被认为是医院获得性肺炎。入院后 5 天内的感染，其致病菌更有可能是对抗生素敏感的，而在出现发病症状前延长住院时间，则一般是定植相关的及革兰阴性和阳性多重耐药菌（multi-drug resistent organisms，MDROs）。如果特殊 MDROs 在一个特定的医疗单元是常见的，就应考虑对初始抗生素覆盖做相应调整。痰的革兰染色会就最有可能的微生物提供重要的信息，痰的培养结果为 10^5 CFU/ml 时尤其显著。除了痰培养，血培养也可作为评估医院获得性肺炎（hospital-acquired pneumonia，HAP）的一部分，虽然大多数培养率通常很低，除了金黄色葡萄球菌和金黄色葡萄球菌肺炎。HAP常见相关病原体更为完整的病例和讨论收录在吸入性肺炎章节。

在评估HAP患者时，也应考虑通过来访者及医务人员手或呼吸道分泌物传播的呼吸道病毒。相比之下，医院获得性肺炎很少是由真菌生物在免疫功能激活的宿主体内引起。

在这种情况下，鉴别诊断还应包括军团杆菌。虽然通常伴有严重的社区获得性感染（尤其是在密集区域和暴发时），这种潜在的致命微生物有可能污染医院供水，并且已经被报道是医院和其他医疗卫生机构中感染暴发的一个重要原因。如果是用医院内水系统进行水疗，可能会使患者暴露于病原体。为了评估军团菌病，尿中抗原免疫反应可以定性地检测军团菌血清1型，血清1型会导致大多数人的感染。这种试验检测血清1型的敏感度和特异度达到95%以上。军团菌病也与低钠血症、转氨酶升高、铁蛋白升高及镜下血尿和蛋白尿相关。在常规培养基的基础上，痰必须用缓冲木炭酵母浸膏琼脂培养基进行培养。怀疑军团菌病时，提醒临床微生物学实验室做定性检测很重要。

三、病例介绍（续）

对患者的发热和呼吸状态恶化水平进行实验室评估，结果显示：外周血白细胞计数 14×10^9/L，中性粒细胞分类计数85%，淋巴细胞10%，单核细胞5%。基础代谢面板显示钠125 mmol/L，磷酸0.5 mmol/L，血清谷草转氨酶为110 U/L，血清谷丙转氨酶为133 U/L，但是，肝板正常。血清铁蛋白为700 ng/ml。尿液分析发现镜下血尿和2+蛋白尿。X线胸片表明存在双侧下叶斑片状浸润和右侧胸腔积液（图2.5）。对痰标本进行培养，革兰染色显示许多中性粒细胞，但没有生物体。在等待进一步测试结果的同时，医嘱注射标准剂量的万古霉素和哌拉西林/他唑巴坦。患者发热不退，呼吸急促，最终需要通过氧气面罩补充。复查 X 线胸片显示右肺下叶日益严重。入院第 9 天尿中军团菌抗原检测结果呈阳性。

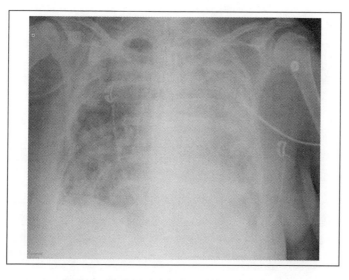

图2.5　胸片展示肺部右下叶渐近性实质化

四、处理和讨论

　　临床表现和实验室检查结果与医疗保健相关军团菌病是一致的。军团菌是革兰阴性细菌，常见于淡水源，可污染饮用水源和存储水源。1976 年，一批美国军人在参加在费城的 Belleview Straford 酒店举行的州际大会后，出现肺炎样疾病暴发。该菌由此得名（图 2.6）。该病原体——军团菌于 1977 年由詹姆斯·麦克达发现。尽管冷却塔通常被看做是感染暴发（如 1976 年费城暴发的肺炎）的原因，社区和机构暴发的主要原因仍然是饮用水源环境。事实上，在大型水系统中生物体是共生的，定期预防性维护使其繁殖体保持在安全水平。生物体不会人际传播，因此暴发通常可以追溯到一个单一的点源。

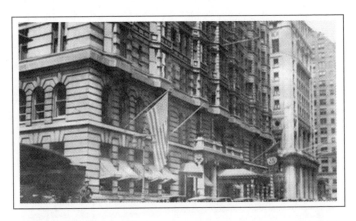

图2.6 Belleview Stratford 宾馆（美国费城）这是第一个确认军团杆菌所致肺炎暴发的地方

军团菌肺炎，如果不及时治疗，其死亡率可达14%～50%，这取决于该菌株的毒力及宿主因素。庞蒂亚克热也由该菌引起，但程度较轻，是一种有持续症状但没有肺炎的自限性疾病。

军团菌是公认的导致获得性肺炎的一种罕见但重要的原因；不过，确切的报告需基于现场的军团菌常规特异性检测，发病率不能明确，此外也因为很多机构并不具备这种检测的能力。与 HAP 有关的军团菌分类是米克戴德军团菌（*L. micdadei*）、嗜肺军团菌（*L. pneumophila*）、圣海伦军团菌（*L. sainhelense*）、博茨曼军团菌（*L. bozmanii*）和橡树岭军团菌（*L. oakridgensus*）。医疗卫生机构中的潜在源包括控制环境温度或湿度及呼吸治疗中产生的气溶胶，如该病例的伤口清创。患者可通过暴露于大量的气溶胶而感染病原体，这点在暴发调查中很常见。气溶胶是由于控制环境温度湿度或医疗程序而生成的，如呼吸治疗和伤口清创。虽然医院淋浴喷头等也可培养出病原体，日常接触这些来源的污染水和疾病之间是否存在关系并无定论。

医疗保健感染军团病的发病机制中，口咽部的定植和微量吸入到肺部被认为是大多数情况下的关键环节。由于医疗保健感染军团病的实验室测试和一些症状的非特异性性质的限制，载量可能被低估，医疗卫生机构中的单一病例应被视为一种可能的敏感事件，表明该机构中隐匿源以及其他未经讨论的菌株有暴露的可能，需要评估单一环境源暴露的可能性。

为了最大限度地减少军团菌定植在医疗保健机构的供水系统，CDC 环境控制指南说明冷水的存储和输送温度应低于20℃，热水箱温度应保持在60℃以上，循环水的最低回水温度不得低于51℃，或者在地方性法规或建筑法规规定的最高温度。疾病暴发时，最有效的消毒方法似乎是使用铜－银电离系统，然而，其他方法，包括二氧化氯和氯胺也正在研究中。另一种替代方法是"过热和冲洗"，即将建筑给水温度提高到70℃，冲洗整个系统。另外一些较旧的氯化技术因其安全性差、成本高，并且也不能有效地抑制长期定植，正被逐渐淘汰。

HAP 患者的日常环境监测中的军团菌的培养是有争议的。目前，CDC 建议有针对性地监测 HAP 患者，不建议对医院用水系统做病原菌的常规培养，除非该机构的检测数量增加。

基于临床试验数据，新的大环内酯类药物（尤其是阿奇霉素和氟喹诺酮）已被证明是最有效的治疗军团病的药物。因为病原菌不会人际传播，住院患者没有必要采取隔离措施。

五、病例总结

军团菌尿抗原测试报告为阳性后，传染病顾问建议单用阿奇霉素治疗。2 天后，患者的呼吸状况改善。在木炭酵母浸膏琼脂培养基上，嗜肺军团菌培养阳性，确诊军团病。医院感染控制小组发起调查，以找出潜在来源。对水疗系统进行监控培养，进行研究时该系统暂时关闭，这些样本呈现出军团菌的快速增长，对该系统进行消毒。即使面对严格的监测和检测，所有住院的患者进行新发呼吸道的检查，也没有确诊其他病例。

　　患者最终在一个月后出院。目前，他正在接受物理治疗，并保持无感染的状态。

推荐文献

Centers for Disease Control and Prevention Healthcare Infection Control Practices Advisory Committee (HICPAC). Guidelines for environmental infection control in health-care facilities. MMWR 2003;52(RR10);1–42.

Niederman MS, Craven DE, et al. Guidelines for the management of adults with hospital-acquired, ventilator-associated, and healthcare-associated pneumonia. Am J Respir Crit Care Med 2005;171:388–416.

Sabria M and Yu VL. Hospital-acquired legionellosis: solutions for a preventable infection. Lancet Infect Dis 2002;2:368–373.

Stout JE et al. Role of environmental surveillance in determining the risk of hospital-acquired legionellosis: a national surveillance study with clinical correlations. Infect Control Hosp Epidemiol 2007;28(7):818–824.

（刘燕瑜　译　黄　晶　审校）

第四节　医疗卫生机构相关的病毒性肺炎

Jennifer C. Esbenshade, Thomas R. Talbot

一、初始病例介绍

患者为 28 周早产儿，体重 591 克，出生后立即行气管插管。现八个月，患有严重的慢性肺部疾病和继发肺动脉高压。一月上旬，行气管切开术。手术顺利，无明显并发症。出生后的 6 个月，患者接种白喉、破伤风、百日咳、脊髓灰质炎、流血嗜血杆菌 B 和乙型肝炎病毒疫苗，并被放置隧道式中心静脉导管。

术后第 7 天，管床护士注意到患者发热（39.2℃），咳黄黏痰，吸氧浓度增加。嗜睡，气管切开，切口周围没有红斑或渗液。患者无流涕，结膜无充血。黏膜湿润，无病变。呼吸音均匀而平和，可闻及双肺弥漫性湿啰音。听诊心脏无杂音。患者腹胀，肠鸣音减弱。双侧胫动脉和足背动脉搏动是 1 +，毛细血管再充盈时间是 5 秒。余物理检查无特殊。

二、鉴别诊断及初步治疗

发热表明疾病为急性感染过程，气道分泌物和氧需求量增加易造成下呼吸道感染。除怀疑肺炎外，鉴别诊断包括中心静脉导管相关血流感染和坏死性小肠结肠炎，这两类感染在早产儿中很常见。虽然患者近期接受气管切开术，但没有明确的手术部位感染指征。结合临床症状、实验室检查、影像学检查，病例似乎符合 CDC 的呼吸机相关肺炎监测定义。然而，对于患有某种基础性并发症的儿童使用这种严格的定义尤其具有难度，如早产儿慢性肺部疾病和先天性心脏病，它能够混淆临床和影像学的诊断。

使用呼吸机的患者，如果发生肺炎，感染源可能为自身菌群易位，医务人员（healthcare personnel, HCP）

缺乏手卫生或通过患病的员工、家人、探视人员喷出的飞沫传播。ICU 中引起肺炎的病原体包括：葡萄球菌；革兰阴性肠杆菌，如肺炎克雷伯菌和大肠埃希菌；未分型的流感嗜血杆菌；口腔厌氧菌；特殊的病原体，包括铜绿假单胞菌和鲍曼不动杆菌。虽然医疗卫生机构相关的肺炎中仅有 20% 为病毒引起，但应予关注。尤其在每年冬季，由探视家属或 HCP 携带的社区获得的病原体如呼吸道合胞病毒（respiratory syncytial virus，RSV）、流感病毒，都增加了感染的可能。虽然在医疗卫生机构，流感病毒和 RSV 被认为是最常见的呼吸道病毒，但是腺病毒、副流感病毒、鼻病毒、人偏肺病毒、冠状病毒也已有相关报道。随着季节交替，病毒数量也在改变。比如从深秋到早春，是流感病毒和 RSV 的流行期。腺病毒、副流感病毒则全年流行（图 2.7）。

为明确患者病因，医师送检全血细胞分析、生化检查、常规细菌培养。采集气道分泌物送检革兰染色、需氧、厌氧菌培养和病毒培养。另外，检查 X 线胸片及腹部平片。若能分离出病毒对患者诊断很有帮助。对于流感病毒和 RSV，可应用抗原检测和核酸扩增检测。对于流感病毒，荧光 PCR 法是最灵敏的。但是诊断初期，采用敏感性为 50% ~86% 的快速抗原检测是可行的。在冬季流感季节，抗原检测的特异性达到 96% ~98%。值得注意的是，快速抗原检测在婴儿中的敏感性不高，只有 63% ~74%，在老年人中只有 19% ~27%，对于某些流感株，如 2009 年 H1N1，只有 40% ~69%。如果采用上述方法，致病微生物不容易被检出，根据患者情况，可以采用支气管镜检查。

三、病例介绍（续）

新生儿专家和传染性疾病顾问要求给患者做全面检查以评估疾病恶化的情况。患者末梢血白细胞计数 36,800/mm^3，其中中性粒细胞 70%，淋巴细胞 20%，单核细胞 10%。生化检查正常。肝功能显示 SGOT 是 142U/L，

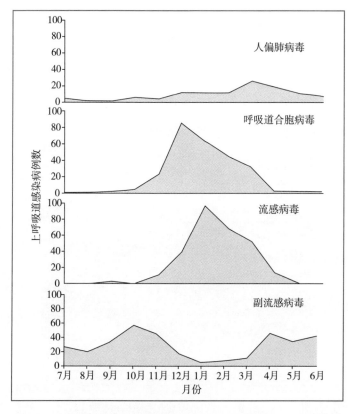

图2.7 采集范德比尔特疫苗诊所的20年统计数据，绘制呼吸道病毒导致上呼吸道感染的流行趋势图

（JV Williams et al. The role of human metapneumovirus in upper respiratory tract infections in children：a 20-year experience. J Infect Dis 2006；193（3）：387－395）

余正常。脑脊液检查和血培养后，对患者应用经验性广谱抗生素治疗。

　　X 线胸片显示患者上肺部有严重的慢性肺部疾病，肺门处肺不张，肺底部空气潴留，心影扩大，左侧少量胸腔积液（图 2.8）。腹平片显示腹腔内没有游离气体。患者接受肠壁囊样积气症检查，甲型流感病毒呈阳性。参考 CDC 最新的抗病毒指南，为防止流感病毒反复感染造成抗病毒药物的耐药，不到一岁的患儿需根据体重计算奥司他韦的使用剂量。患者施行飞沫传播的隔离与预防。采集的鼻拭子标本培养出流感病毒，证实了之前快速检测的结果。考虑患者目前病情严重，有合并细菌感染的风险，医师希望能够继续使用抗生素。

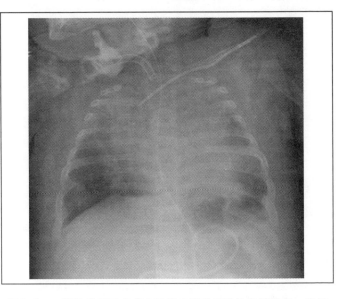

图2.8　X线胸片显示患者上肺部有严重的慢性肺部改变。肺门处肺不张，肺底部空气潴留，心影扩大，左侧少量胸腔积液。可以看到患者还有气管插管，中心静脉导管和鼻饲管

　　患儿使用呼吸机支持呼吸，奥司他韦药物治疗。因为患儿是医院感染，感染预防控制团队关注到此病例并采取一系列措施。

四、管理及讨论

　　虽然本病例为儿科病例，但有关流感特异性的实验室检测、治疗及预防的原则也适用于成年人。耐药株的出现使经验性用药更具难度，故本文暂不讨论如何选择

抗病毒药物治疗流感。例如，由于过去十年出现对金刚烷耐药的病毒株，不再建议使用这类药物。CDC 不断更新病毒株耐药菌谱的流行病学，为经验用药提供参考依据（http://www.cdc.gov/flu）。

为防止流感传播，所有疑似或确诊患者都应根据医疗感染控制实践咨询委员会的指导原则，实施飞沫传播的隔离与预防。医务人员是否需要佩带 N95 口罩一直存在争议，尤其是在 2009 年甲型 H1N1 流感疫情的背景下。现有数据不推荐在日常护理工作中使用 N95 口罩，CDC 建议只有存在气溶胶时，包括支气管镜、吸痰、气管插管、尸检、心肺复苏以及开放气道吸痰等操作时，才需采取空气传播的预防措施。其他防止传播的措施包括患者单间隔离，实验室检测确诊流感的患者集中在同一病室，尽量减少患者离开病室的机会，佩戴外科口罩以减少打喷嚏或咳嗽时的气溶胶传播。与患者接触前后实施手卫生是预防感染的基础，可以用肥皂和流动水洗手，或用含酒精制品搓手（表2.3 和表2.4）。

表2.3　防止呼吸道感染传播的预防控制措施

措施	内容	推荐
基本措施	手卫生	用肥皂和流动水洗手或用酒精制品搓手：与患者接触前后；接触呼吸道分泌物后；接触患者附近可能被污染的物品，包括设备和环境表面
	呼吸道卫生	如果工作人员或者探视人员有呼吸道感染的症状体征时，打喷嚏或咳嗽，需遮盖口鼻。如果手上沾有呼吸道分泌物，做好手卫生。患病时请戴口罩。在公共区域，请尽量保持与其他人 >0.9m 的空间距离
	手套	如果会沾染患者呼吸道分泌物，带好手套
	隔离衣	操作过程中，考虑呼吸道分泌物会喷溅到衣服或沾染皮肤，请穿戴隔离衣

表2.3（续）

措施	内容	推荐
	口罩和护目镜	操作过程中，如果有呼吸道分泌物喷溅，戴口罩和护目镜
接触传播的隔离与预防[a]	病室	条件允许，患者单间隔离。或者将感染相同病原体的患者放在一间病房 除外必要情况，减少患者离开病室的机会
	手套和隔离衣	如果接触患者呼吸道分泌物或病室内可能污染物品，包括仪器和环境表面，需提前加穿隔离衣，戴手套
	口罩和护目镜	按照基本措施中的要求
飞沫传播的隔离与预防[a]	病室	条件允许，患者单间隔离。或者将感染相同病原体的患者放在一间病房 除外必要情况，减少患者离开病室的机会。患者转运时，戴口罩，严格呼吸道卫生
	手套、隔离衣、护目镜	按照基本措施中的要求
	口罩	进入病室，近距离接触患者（如<0.9m），带外科口罩
空气传播的隔离与预防[b]	病室	患者收入呼吸道感染隔离病室[b]。除外必要情况，减少患者离开病室的机会。患者转运时，戴口罩，严格呼吸道卫生
	手套、隔离衣、护目镜	按照基本措施中的要求
	口罩	进入病室前，戴N95口罩

a. 手卫生和呼吸道卫生作为接触传播、飞沫传播、空气传播的隔离与预防措施中的基本措施。

b. 呼吸道感染隔离病室是负压病室，每小时换气6~12次。病室的气体直接排出到大气中或经高效过滤后在病室循环。

Goins WP, Talbot HK, Talbot TR. Health care-acquired viral respiratory disease. Infect Dis Clin North Am. 2011 Mar; 25 (1): 227 – 44.

表2.4 针对不同病原体，防止呼吸道病毒传播的具体措施

针对呼吸道病毒的感染控制建议

在医疗卫生机构中减少病原体传播的常规措施

手卫生

呼吸道卫生/咳嗽的礼节

预防基本措施

严禁患病家属探视

严禁患病家属照顾高危患者

团队护理

通过快速检测方法及时诊断呼吸道感染

社区或医疗卫生机构发生医院感染暴发时，禁止择期患者入院治疗

监测在社区中发生的病毒感染患者数量的增加

在病房中，针对不同病原体，减少传播的具体措施

干预措施	呼吸道合胞病毒	腺病毒	副流感病毒	流行性感冒		
				季节性感冒	2009 H1N1	H5N1
预防措施						
接触传播的隔离与预防	●	●	●		●	●
飞沫传播的隔离与预防	—	●	—	●	—	—
空气传播的隔离与预防	—	—	—	○[c]	○[c]	●
护目镜						
预防接种	—	—	—	●	●	—
药物预防	○[d]	—	—	○[e]	○[e]	—

●表示建议的措施，○表示在某种情况下建议的措施

a. 医疗卫生机构可设置一名受过培训的工作人员去评估幼儿和/或所有来访者的症状体征，也可以利用健康教育展板以限制患病来访者的探视。

b. 为防止疫情暴发，医疗卫生机构可以对患者进行感染方面的预检筛查。

c. 美国 CDC 建议医疗卫生机构工作人员遇有气溶胶喷溅时应戴口罩，如 N95 口罩。

d. 除了其他感染控制措施外，在新生儿 ICU 里，为防止疫情暴发，对高危患儿使用帕利珠单抗预防感染。

e. 在医疗卫生机构发生流感暴发时，住院患者无论是否预防接种，全部使用抗病毒药物。未接种疫苗的工作人员，也应使用抗病毒药物。如果可能，在长期护理机构中住院的患者也应使用抗病毒药物。如果疫苗与毒株不能很好的匹配，所有人都应服用抗病毒药物预防。

Goins WP, Talbot HK, Talbot TR. Health care-acquired viral respiratory disease. Infect Dis Clin North Am. 2011 Mar; 25 (1): 227 – 44.

47

此病例中，当问及密切接触者——患儿父母最近的患病状况时，患儿母亲提到她前几天出现喉咙痛。快速链球菌测试呈阳性，是从她的医生那里感染了"一株"。与患者在同区域内的42名责任医护人员中，2例最近有上呼吸道症状，1例最近有流感样疾病（influenza-like illness，ILI）。几名HCP承认有临床症状时仍坚持工作。限制患病的来访者和HCP是预防住院患者暴露于共同病原体的重要措施，例如来自呼吸道及皮肤的细菌和病毒。医生患病时也经常工作，这就将患者置于感染的高风险中。如果HCP执行预防措施，以减少某些疾病传播风险，也可以被允许工作。例如，在笔者的诊所，有上呼吸道症状的HCP是允许工作的，只要他们至少24小时内没有发热，并且在进入病室时或与患者距离在3英尺范围内佩戴口罩，直到症状消失。患有更加严重的流感样症状的人需要在该机构的员工健康服务中评估流感样症状，以确定他们是否需要远离患者。关于医院中无症状携带流感病毒的HCP的讨论更加复杂，数据表明多达33%的感染者是潜在的无症状流感感染。还有在症状出现的前1天，流感病毒已经被患者传播。流感病毒在症状消失后传染性减弱，但可能需要长达10天的时间才能彻底治愈。

疑似或确诊流感人群的家庭成员及其他密切接触者，应考虑使用抗病毒药物预防。他们是发生流感并发症的高危人群，并且没有接种这个季节相应的疫苗。此外，个人防护不充分而导致职业暴露的HCP，如果未接种疫苗，也需使用抗病毒药物预防；但是，这并不能保证不会发生流感病毒感染或者传播。

预防流感最有效的方法是接种疫苗。无论是患儿或是其父母，都没有接种季节性流感疫苗。历年，美国健康成年人中流感疫苗接种覆盖率一直低于40%。总体而言，在这个病例中，42名HCP中的13人没有接种，包括那位最近出现ILI的医护人员。2岁以下的儿童以及有慢性疾病的大龄儿童，他们的流感并发症风险更大。由于流感在健康的儿童也可以引起严重疾病，CDC 历来推荐所有 6 月龄～18 岁的儿童、50 岁以上的成年人以及有并发症的高危人群都要接种疫苗。在 2010 年，这一建议扩展到所有 6 个月以上的人群，无论是否存在风险因素（又名"普遍接种"）。

五、病例总结

患者呼吸困难逐渐加重，尽管给予最大支持，仍出现心功能衰竭，最后宣告死亡。尸检结果，患者死于流感病毒性肺炎。

推荐文献

Bridges CB, Kuehnert MJ, Hall CB. Transmission of influenza: implications for control in health care settings. Clin Infect Dis 2003;37(8):1094–1101.

CDC. Prevention Strategies for Seasonal Influenza in Healthcare Settings. Available at: http://www.cdc.gov/flu/professionals/infectioncontrol/healthcare settings.htm.

Fiore AE, Fry A, Shay D, Gubareva L, Bresee J, Uyeki T; Centers for Disease Control and Prevention (CDC). Antiviral agents for the treatment and chemoprophylaxis of influenza. Recommendations of the Advisory Committee on Immunization Practices (ACIP). MMWR Recomm Rep 2011;60(RR01):1–24.

Fiore AE, Uyeki TM, Broder K, Finelli L, Euler GL, Singleton JA, et al.; Centers for Disease Control and Prevention (CDC). Prevention and control of influenza with vaccines: recommendations of the Advisory Committee on Immunization Practices (ACIP), 2010. MMWR Recomm Rep 2010;59(RR-8):1–62.

Goins WP, Talbot HK, Talbot TR. Health care–acquired viral respiratory diseases. Infect Dis Clin N Am 2011;25:227–244.

Tablan OC, Anderson LJ, Besser R, et al. Guidelines for preventing health-care-associated pneumonia, 2003: recommendations of CDC and the Healthcare Infection Control Practices Advisory Committee. MMWR Recomm Rep 2004;53(RR-3):1–36.

Talbot HK, Williams JV, Zhu Y, Poehling KA, Griffin MR, Edwards KM. Failure of routine diagnostic methods to detect influenza in hospitalized older adults. Infect Control Hosp Epidemiol 2010l;31(7):683–688.

（潘 娜 译 黄 晶 审校）

第五节 结核分枝杆菌

Melanie Gerrior，L. W. Preston Church

一、病例介绍和初步处理

本章阐述的结论和意见仅代表笔者个人，并不代表退伍军人事务部或美国政府。

患者，女性，27 岁，是一名来自巴基斯坦的外科医生，在她接受培训的最后一年，因喘息和干咳来到呼吸科就诊。最初出现喘息是她在非常艰难地完成了平时的5000 米长跑时。她否认出现夜间盗汗和体重减轻。既往史包括幼年接种卡介苗（Bacille-Calmette-Guérin，BCG），7 年前结核菌素试验（tuberculin skin test，TST）硬结直径14mm，入职前体检 X 线胸部平片（chest radiograph，CXR）正常。自从离开巴基斯坦，她在日本实习了一年，随后又到巴尔的摩，她在那里曾多次暴露于结核分枝杆菌（*Mycobacterium tuberculosis*，MTB）。对患者的鉴别诊断考虑过结节病、结核、地方性霉菌病造成的感染，自身免疫性肺病以及过敏性肺炎，但是这些疾病的 X 线胸片都不太可能表现为正常 X 线胸片。她被诊断为哮喘，连续服用了 6 天逐渐减量的类固醇激素外加吸入氟替卡松/沙美特罗，以及沙丁胺醇干粉吸入。患者仍有持续性咳嗽，但她未寻求进一步治疗。3 个月后，她完成了实习并搬到加利福尼亚，2 周后，她的咳嗽症状逐渐加重，并伴发热38.5℃。3 个痰标本涂片显示抗酸杆菌阳性。随后她开始接受异烟肼（INH）、利福平、乙胺丁醇和吡嗪酰胺的四联治疗，并向她之前实习单位的感染预防控制机构通报了她的初步诊断结果。

二、讨论

（一）潜伏性结核的诊断

100 多年来，潜伏性 TB 的诊断停留在皮内注射纯化蛋白衍生物、结核菌素皮肤测试。解释指引由 CDC 颁布并定期更新（表 2.5）。结核菌素皮肤测试的敏感度和特异度存在争议，并且大多数情况下缺少适当的标准。在免疫抑制的个体、活动性感染、原发感染后的前 8 ~ 12 周，灵敏度都会降低；后两种情况中，阴性测试结果从不足以排除感染。假阳性结果可能是由于暴露于环境中的结核分枝杆菌而引起的交叉反应，包括鸟－胞内分枝杆菌复合体和海分枝杆菌。BCG 接种史和 TST 之间的关系也很复杂。婴儿接种 BCG（已经证明有益）4 ~ 5 年后不应该出现 TST 阳性。稍晚接种 BCG 或加强免疫的效果比较难以评估，但在 10 年后会导致高达 25% 的接种人群 TST 阳性。在 TB 高发国家（定义为患病率 > 50/100,1000 人），高达 50% 的人口皮肤测试为阳性，这往往接近于活动性结核预期潜伏性感染的数量（每个活动病例相当于 250 ~ 500 例潜伏性感染）。

全血 γ 干扰素释放试验（interferon gamma release assays，IGRAs）、基于定量检测早期分泌性抗原靶-6 和培养滤液蛋白-10 释放的 IFN-γ 可以替代 TST。对于所有 MTB 分离株和致病性的牛型分枝杆菌（M. bovis）株来说，这些抗原是常见的，除了 M. boivs 中的 BCG 株。尽管少数分枝杆菌（萨斯分枝杆菌、海分枝杆菌、斯氏分枝杆菌）可能会产生假阳性结果，总的来说，IGRAs 的特异性要优于 TST。虽然这些检测方法的灵敏度可能比 TST 略有降低，但可识别有发展为活动性 TB 风险的个人（表 2.6）。IGRAs 的使用指导已经发表。成本效益及 IGRAs 和 TST 管理不协调的问题仍然悬而未决。

表2.5　结核菌素皮肤测试阳性标准

硬结≥5 mm	硬结≥10 mm	硬结≥15 mm
艾滋病毒阳性者	高风险机构中的居民和雇员：卫生保健机构，看守所和监狱，长期护理机构，流浪人员收容所，分枝杆菌实验室	没有 TB 风险因素者
最近接触结核病病例	最近（5 年内）移民自高发病率国家	
X 线胸片上的纤维化改变与之前的 TB 一致	注射吸毒者	
免疫抑制：包括器官移植，泼尼松≥15mg/day，≥30 天	儿童年龄≤4 岁，或年龄≤18 岁的暴露于成年人的，是高风险	
	其他增加疾病风险的相关条件包括硅沉着病、糖尿病、慢性肾衰竭、白血病和淋巴瘤、肺癌、头颈部癌、体重减轻≥理想体重的 10%、胃切除术和空肠回肠旁路术	

改编自：CDC. Targeted tubercullin testing and treatment of latent tuberculosis infection. MMWR 2000，49（RR-6）：1 – 51.

表2.6　比较 TST 和 IGRAs 的活动性肺结核风险预测的进展

	TST	IGRA
敏感性	90%～100%	80%～90%
特异性	29%～39%	56%～83%
阳性预测值	2.7%～3.1%	4%～8%
阴性预测值	99%～100%	99%～100%

结果是汇总 4 篇发表的研究护理活动性 TB 患者的家庭接触的论文。TST 阳性定义为 > 5mm 硬结

（二）联系调查

在 21 世纪，美国很少发生 MTB 的院内感染。传播风险是多向性的，预防工作必须考虑患者 – 患者、患者 – 医护人员以及医护人员 – 患者的传播可能性。识别活动性肺结核的潜在病例，采取适当的负压隔离，医护人员使用符合测试的 N95 或者同等保护效果的口罩，对于将前两种情况的风险降到最低是必不可少的。

该患者完成进修前最后一个轮转科室是儿童重症监护病房。结合职业和员工健康，感染预防与控制团队列出了有可能暴露的接触患者和工作人员的名单，他们在那段时间有相应的轮转计划和症状史。医护人员的名单包括护士、医生、呼吸治疗师、物理治疗师以及辅助人员。所有暴露的工作人员都被提供即时的和 3 个月的 TST。通知家长，对那段时间在该医疗单元接受治疗的儿童进行 TST，没有一名儿童是阳性的。

接触和感染风险等级的定义取决于几个变量，包括该传染源的疾病特征、接触时的年龄和免疫状态、接触时并发症的存在、接触地方的空间物理特性（大小、通风）、持续时间、强度以及与传染源接触时的距离。定义传染源所带来的风险水平是有挑战性的，因为 MTB 传播的影响因素仍然不能充分了解。咳嗽和疾病类型（空洞、肺、喉、支气管）很重要，涂片的阳性水平也可以粗略地作为传染性大小的替代，虽然传播的有效性存在很大的个体差异，涂片阴性病例传播的感染也是一个相当大的负担。因此，任何接触感染医护人员都需要接受教育和评估，包括 TST。这个过程依风险分为不同层次，感染疾病最大的风险是接触。按一般规则，追踪接触应追溯到确认诊断的 3 个月前，但也会根据不同的情况而有所不同。暴露早期，初始 TST 结果可作为基线数据，阳性结果可鉴别既往感染，暴露后 12 周的 TST 结果可筛查新发感染。大多数情况下，这种方法有效并且安全。对于有迅速发展疾病高风险的暴露个体，包括 5 岁以下的儿童和免疫功能低下的患者，谨慎的做法是在 12 周时根据

TST 结果启动单一药物（通常是 INH）治疗。

被感染的医护人员何时回到工作岗位？答案会根据机构而有所不同，一般推荐感染预防与控制和职业防护小组团队协作。任何岗位的支持数据都是很少的，但是已经很好地证明了在开始适当治疗后的数周或数月后咳痰中都有 MTB 存在。保守的做法是限制患者接触医护人员，直到涂片持续阴性，并且完成最短 2 周的有效治疗。

三、病例介绍（续）

这种情况能否被阻止？TST 阳性医护人员的管理仍然是一个有争议的话题。虽然在感染后的最初两年激活风险最大，这起病例表明即使经过这段时间（如果 TST 是真阳性）仍然存在一个有限的风险，其他加强这方面风险的因素也有可能干预。相反，TST 阳性个体可能认为自己是"有免疫力的"，没有使用个人防护装备，将自身置于新发感染的风险之中。单药治疗潜伏性 TB 确实存在风险，充其量只有 90% 的有效性；但是，执业医护人员的这种风险仍然低于感染后任何时间点检测的潜伏性 TB 的再次感染。所有新的 TST 阳性医护人员都应被鼓励接受为期 9 个月的 INH 治疗（或每周 INH + 基于最新临床途径总结的利福平衍生物 ×12 周），那些降低或已知以前接种过 BCG 或 TST 阳性者应接受 IGRA，如图 2.9 所述进行管理。

四、病例总结

这名外科医生由当地卫生部门直接观察治疗，使用异烟肼、利福平、乙胺丁醇、吡嗪酰胺。在第三周涂片已转为阴性，并且她的分离株是对所有一线药物敏感。在 8 周结束的时候，她降低了异烟肼和利福平的使用为每周三次，完成了一共为期 24 周的治疗。

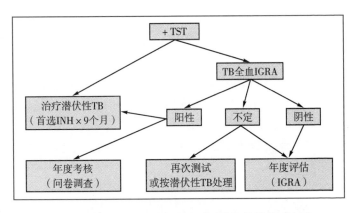

图2.9 医护人员结核菌素皮肤测试阳性的管理方法

参考文献

CDC. Guidelines for the investigation of contacts of persons with infectious tuberculosis. MMWR 2005;54(RR-15):1–47.

CDC. Guidelines for preventing the transmission of *Mycobacterium tuberculosis* in health-care settings, 2005. MMWR 2005;54(RR-17):1–140.

CDC. Mycobacterium tuberculosis transmission in a newborn nursery and maternity ward—New York City, 2003. MMWR 2005;54:1280–1283.

CDC. Targeted tuberculin testing and treatment of latent tuberculosis infection. MMWR 2000;49(RR-6):1–51.

CDC. Updated guidelines for using interferon gamma release assays to detect *Mycobacterium tuberculosis* infection - United States, 2010. MMWR 2010;59 (RR-5):1–25.

Horsburgh CR, Rubin EJ. Latent tuberculosis infection in the United States. NEJM 2011;364:1441–1448.

Mazurek GH, Zajdowicz MJ, Hankinson AL, Costigan DJ, Toney SR, Rothel JS, et al. Detection of *Mycobacterium tuberculosis* infection in United States Navy recruits using the tuberculin skin test or whole-blood interferon-γ release assays. Clin Infect Dis 2007;45:826–836.

（刘燕瑜　译　黄　晶　审校）

第三章 血管内感染

第一节 中央导管相关性血流感染
David B. Banach，David P. Calfee

一、病例介绍

患者男性，41 岁，曾因扩张性心肌病行心脏移植。因进行性加重的咳嗽、端坐呼吸、夜间阵发性呼吸困难三天入急诊室。入急诊室后患者无发热，因轻度低氧血症而通过简易呼吸器吸氧。心脏检查示：S3 奔马律，颈静脉显著怒张。肺部检查显示双侧吸气时爆破音延伸至肺尖。

患者因心脏移植术后细胞排异反应导致充血性心力衰竭诊断明确，在应用利尿剂后容量负荷过重症状未能缓解，为行血流动力学监测和便于输注扩血管、缩血管药物，故于急诊科行左颈内静脉置管术。为进一步治疗转入心血管科病房。

患者入院第 7 天出现发热（39.1℃），心率 116 次/分。中心静脉置管部位轻度红肿，无渗出、无波动感。经全身检查无其他感染征象。实验室检查显示白细胞增高，遂从不同部位采集两套外周血送检。

二、鉴别诊断和初步治疗

中央导管相关性血流感染（central line-associated bloodstream infections，CLABSI）在住院患者中有较高的发生率，同时也是主要的致死原因之一，带来大量的医疗支出。之前大家更加关注 ICU 中发生的 CLABSI，但目前非 ICU 部门发生的此类感染也日益受到关注。事实上，美国医院中大部分的 CLABSI 发生在 ICU 之外。在导管相关性血流感染发生之前已有细菌或真菌定植/污染导管。微生物最可能因插管时污染或插管局部皮肤内的细菌移行而定植于导管外表面；也可能在使用过程中污染导管或导管尖，极少数情况下还可能通过静脉输注液体感染。当留置血管内导管的患者出现发热和/或其他系统感染的症状应考虑是否存在 CLABSI。虽然插管局部发炎或化脓并不常见，但仍需彻底检查导管、出口部位及通路，任何发炎的症状都可能提示需要拔除导管。留置中心静脉的患者一旦血培养阳性都应高度警惕是否为 CLABSI。

理论上，CLABSI 定义为留置中心静脉导管的患者发生的血流感染，血培养标本在留置导管或拔除导管 48h 内采集，没有其他明确的感染源（如：肺炎、手术部位感染）。临床诊断的导管相关性血流感染（catheter-related bloodstream infection，CRBSI）需：至少一套外周血和一套导管来源的标本（可为导管血或导管尖培养）培养出相同的病原菌。上述标准可指导不同部门的医生进行 CLABSI 的诊断。单纯从血管导管内抽血在发现 CLABSI 时虽具有很好的灵敏度，但其特异度低于从外周静脉抽血。

当怀疑发生导管相关性血流感染时，应在进行抗菌药物治疗前获得血标本。血培养应从两个不同的部位抽取，至少其中一套是从外周静脉穿刺获得的。血培养的灵敏度很大程度上取决于标本量，30~40ml 血液可以获得最佳灵敏度。在临床实践中，常规从每个培养部位取血 10ml。导管血和外周静脉血的定量血液培养或报警相差时间（differential time to positivity，DTP）结果有助于确定血流感染的来源为导管，尤其是长期置管。对于定量血液培养，如果导管血的菌落计数高出外周血菌落计数的三倍以上，则提示中央导管相关性血流感染。对于 DTP，如果导管血可检测到微生物的时间比外周血至少提前 2 小时，则提示 CLABSI。

在前文提及的病例中，发热、心动过速伴中央静脉置管，且置管部位发生红肿，提示可能为导管相关性感染。

三、病例介绍（续）

根据 CLABSI 的流行病学，采用万古霉素和头孢吡肟进行经验性抗菌药物治疗。12 小时后，实验室结果显示，导管血和外周静脉血均检测出革兰阳性球菌。医生决定拔除导管。次日，血培养分离出甲氧西林敏感的金黄色葡萄球菌，因此停用万古霉素和头孢吡肟，采用头孢唑林治疗。

四、后续治疗

采集血培养标本后，应进行经验性抗菌药物治疗。影响经验性抗菌药物治疗的因素包括疾病的严重程度、CLABSI 的可疑病原菌及当地细菌耐药特点，同时应当考虑患者先前的细菌耐药性化验结果。大多数 CLABSI 是由凝固酶阴性葡萄球菌和金黄色葡萄球菌引起的，而且两者往往对甲氧西林耐药；其余的 CLABSI 多由革兰阴性菌及念珠菌导致。在获得培养结果前，应使用广谱抗菌药物进行经验性治疗。经验性治疗还应覆盖革兰阴性菌和真菌，且抗菌药物的选择应考虑以下因素：当地的流行病学趋势和抗菌药物敏感性模式、置管部位、患者的潜在危险因素以及疾病的严重程度。获得实验室结果后，应根据血培养结果调整抗菌药物。经验性治疗的持续时间取决于致病微生物、细菌或真菌的清除时间以及是否存在感染引起的并发症，包括败血症和感染的转移性播散。图 3.1 和图 3.2 列出了有关抗菌药物选择、治疗间期和拔除导管（短期置管和长期置管，包括完全植入装置）的详细指南。美国感染性疾病学会于 2009 年发表的指南提供了导管相关性感染诊断和治疗的循证建议和详尽描述。

拔除导管是治疗 CLABSI 的关键步骤之一。拔除导管前，应考虑病原体种类、导管类型、置管部位和疾病的严重程度。在下列情况下，应拔除长期置管：疾病严重

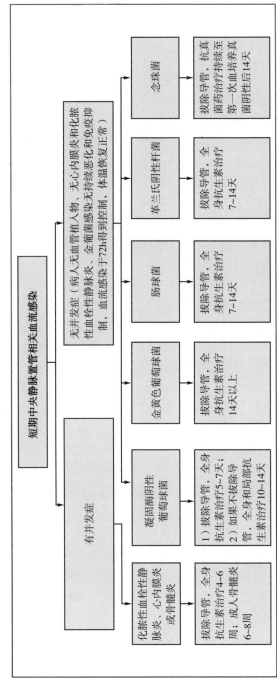

图3-1　短期中央静脉置管相关血流感染治疗方法

资料来源：Mermel LA, Allon M, Bouza E, et al. Clinical practice guidelines for the diagnosis and management of intravascular catheter-related infection: 2009 update by the Infectious Diseases Society of America. Clin Infect Dis 2009;49:1-45. Used with permission from Oxford University Press and the Infectious Diseases Society of America.

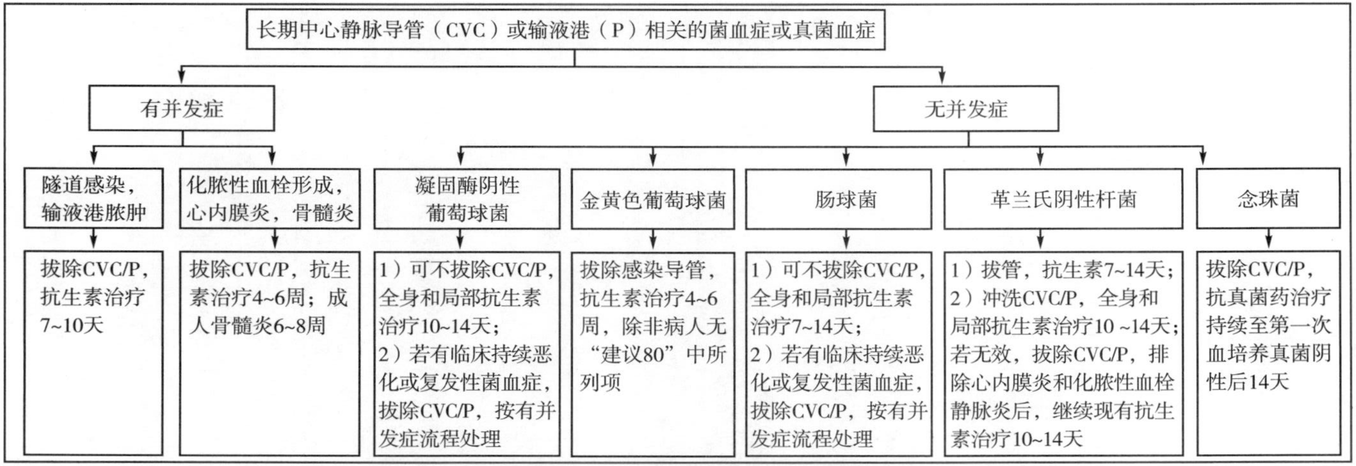

图3-2 长期中央静脉置管相关血流感染治疗方法

无并发症：病人无血管植入物、无心内膜炎和化脓性血栓性静脉炎、金葡菌感染无持续恶化和免疫抑制，血流感染于72h得到控制，体温恢复正常。

建议80：如果患者无糖尿病、无免疫抑制、导管拔除、无血管植入物、无心内膜炎和化脓性血栓性静脉炎，抗生素治疗72h后体温恢复正常菌血症好转，体检无转移性感染，可考虑短时间抗菌药物治疗（即14天疗程）。

资料来源：Mermel LA, Allon M, Bouza E, et al. Clinical practice guidelines for the diagnosis and management of intravascular catheter-related infection: 2009 update by the Infectious Diseases Society of America. Clin Infect Dis 2009;49:1-45. Used with permission by the Infectious Diseases Society of America and the Infectious Diseases Society of America.

程度高（如败血症）、对症抗菌药物治疗后无效的持续性血流感染、导管隧道感染或继发性感染（如心内膜炎、化脓性血栓性静脉炎或骨髓炎）。多数情况下，CLABSI的病原体为金黄色葡萄球菌或念珠菌属时，也应拔除长期中央静脉置管。对凝固酶阴性葡萄球菌、肠球菌和革兰阴性杆菌引起的无并发症感染，可以考虑封管（catheter salvage）结合全身性和局部抗菌药物治疗。一般情况下，短期、非通道性导管发生感染时应拔除导管，但是部分凝固酶阴性葡萄球菌引起的感染可考虑封管。

预防CLABSI的循证建议主要集中在尽可能降低置入、使用和维护导管时的污染风险（表3.1）。相关建议包括置入、使用和维护导管的正确操作，置管时的无菌操作、使用2%洗必泰消毒皮肤和及时拔除导管。

表3.1　中央静脉导管相关性血流感染的预防策略

策略	注释
医务人员（HCW）培训	培训医务人员正确置入、使用和维护导管的技术
	定期评估在导管置入、使用和维护过程中有关人员的知识和技能
手卫生	置入、使用和维护导管前必须进行手卫生操作
	推荐使用有杀菌作用的肥皂和流动水或含酒精的快速手消进行洗手
置管部位的选择	置管部位会影响感染的发生率，锁骨下导管感染的概率最小，股静脉导管感染概率最大，应尽量避免在股骨部位置管
导管置入	进行中央静脉置管时，所有人员必须穿无菌隔离衣、戴无菌手套、帽子和口罩，并用无菌铺巾覆盖患者
	消毒剂的选择（2月龄以上患者）：2%洗必泰为最佳选择，也可用碘酊、碘伏或70%酒精替代

表 3.1（续）

策略	注释
导管的维护和使用	纱布敷料应每两天更换，或变得松弛、潮湿或有可见污垢时应更换 透明敷料至少每 7 天更换一次，或变得松弛、潮湿或有可见污垢时随时更换
	进行注射前，应用洗必泰、70% 酒精或碘伏擦拭注射端口
	每天评估导管使用的必要性，无必要时应立即拔除导管
其他预防措施	在长期保健机构和重症监护病房中，为患者每天用葡萄糖酸洗必泰洗浴可降低 CLABSI 的发生率
	部分研究表明，抗生素/抗菌剂涂层导管可降低 CLABSI 的发生率
	使用含洗必泰的敷料覆盖置管部位可以降低 CLABSI 的发生率

五、病例总结

最终，患者短期置管拔除，体温恢复正常，拔管后 24h 血培养无细菌生长。经食管超声心动图显示，无瓣膜赘生物产生。继续应用头孢唑林，完成 28 天疗程。

推荐文献

Burton D, Edwards J, Horan T, Jernigan J, Fridkin S. Methicillin-resistant *Staphylococcus aureus* central line-associated bloodstream infections in US intensive care units, 1997–2007. JAMA 2009;301:727–736.

Maki DG, Kluger DM, Crnich CJ. The risk of bloodstream infection in adults with different intravascular devices: a systematic review of 200 published prospective studies. Mayo Clin Proc 2006;81:1159–1171.

Mermel L, Allon M, Bouza E, Craven D, Flynn P, O'Grady N, et al. Clinical practice guidelines for the diagnosis and management of intravascular catheter-related infection: 2009 Update by the Infectious Diseases Society of America. Clin Infect Dis 2009;49:1–45.

O'Grady NP, Alexander M, Burns LA, Dellinger EP, Garland J, Heard SO, et al.; Healthcare Infection Control Practices Advisory Committee. Guidelines for the prevention of intravascular catheter-related infections, 2011. Clin Infect Dis 2011;52(9):1087–1099.

Wisplinghoff H, Bischoff T, Tallent S, Seifert H, Wenzel R, Edmond M. Nosocomial bloodstream infections in US hospitals: analysis of 24,179 cases from a prospective nationwide surveillance study. Clin Infect Dis 2004;39:309–317.

（周　炯　译　马小军　审校）

第二节 金黄色葡萄球菌引起的 菌血症和心内膜炎

Aimee Hodowanec, Kyle J. Popovich

一、病例介绍

患者，女，35岁，曾因严重克罗恩病接受手术治疗，术后继发短肠综合征，现就诊于急诊，主诉发热及全身不适2天。查体发现，体温38.9℃，心动过速（心率110次/分），血压正常（120/80mmHg）。患者右上肢置经外周静脉中央静脉导管（PICC），通过导管摄取全肠外营养。导管周围皮肤无压痛、红肿和化脓。腹软，无压痛。抽取导管血和外周血进行培养，静脉注射广谱抗菌药物。

二、鉴别诊断和初步治疗

患者留置导管并发热，高度可疑血流感染。甲氧西林敏感金黄色葡萄球菌（MSSA）和甲氧西林耐药金黄色葡萄球菌（MRSA）均是成人血流感染的常见病原菌。[1]留置血管导管是引起葡萄球菌血流感染的重要危险因素。其他引起MRSA感染的危险因素包括经皮设备、近期住院或手术、居住在长期保健机构和患有肾病需透析治疗。[2]

金黄色葡萄球菌血流感染的分类方法有多种。入院48小时后发生的血流感染可认为是院内感染。医源性血流感染是指在门诊发生或入院48小时内发生，但要符合下列条件之一：入院时留置导管或其他侵入性设备、MRSA感染或定植史、12个月内有手术史、住院史、透析史或居住于长期保健机构。社区获得性血流感染是指发生于门诊或入院48小时内，但不符合医源性血流感染的诊断标准。[3]另外，金黄色葡萄球菌引起的菌血症可分为有并发症和无并发症两种。无并发症是指无心内膜炎证据、无人工假体植入、2~4天后血培养阴性、抗菌药物治疗72小时后体温恢复正常、无转移性感染证据。[4]如果不符合以上诊断标准，则为有并发症金葡菌血流感染。流行病学和临床分类可影响金葡菌血流感染的预防和治疗策略。

金黄色葡萄球菌引起的菌血症有较高的发病率和死亡率。Fowler 等研究发现，金葡菌（MSSA 或 MRSA）引起的菌血症，34% 可发生转移性感染（如植入假体感染、化脓性关节炎、深部组织脓肿、骨髓炎、硬膜外脓肿、腰大肌脓肿或脑膜炎），12% 引起心内膜炎，22% 死亡。[5]因此，及时诊断和治疗非常关键。血液标本的采集技术对于诊断血流感染至关重要。根据 2009 年美国感染性疾病学会（IDSA）指南，采血前应用酒精、碘酊或 10.5% 酒精氯己定消毒皮肤和接头，而且要在开始抗菌治疗前采集至少两套血液标本。患者留置导管时，要同时采集导管血和外周血。对于多腔导管，是否应从每个导管腔取血目前尚无定论。如果患者血流动力学不稳定或临床上高度怀疑血流感染，应在获得培养结果前进行经验性抗菌治疗。

鉴于感染性心内膜炎的高发生率，金葡菌血流感染患者均应进行超声心动图检查。[4]而且经食管超声心动图（TEE）优于经胸超声心动图（TTE），因为前者对瓣膜损伤的检测更敏感。Shively 等研究发现，TEE 的敏感性和特异性分别为 94% 和 100%，相比，TTE 的敏感性和特异性仅为 44% 和 98%。[7]一项研究表明，菌血症发生 5～7 天以上，TEE 的敏感性会更高。

三、病例介绍（续）

患者入院当天，血涂片革兰染色显示致病菌为革兰阳性球菌。当天夜间，患者出现寒战，体温再次升高。次日，血培养结果报告金黄色葡萄球菌，且为 MRSA。经食管超声心动图显示，二尖瓣较大、可移动赘生物，微量二尖瓣反流。但是，患者血流动力学稳定，无转移性感染证据。除万古霉素外，停用其他抗菌药物。拔除患者 PICC。

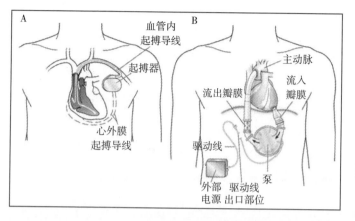

图3.3　A展示了心脏起搏器的组成部分，包括腔内线（实线）和心外膜线（虚线）；B展示了心室辅助器的组成部分

四、后续治疗

在金黄色葡萄球菌引起的感染中，MRSA 所占的比例不断增加。2003 年美国重症监护病房（ICU）中金黄色葡萄球菌引起的医院感染 64.4% 为 MRSA 所致。[8] 2011 年 IDSA 指南推荐静脉注射万古霉素治疗 MRSA 引起的菌血症。采用万古霉素治疗时应考虑以下问题：药物毒性（如高血药谷浓度相关的肾毒性和高频听力损失）[4]、监测药物谷浓度确保安全有效剂量以及多个医院报告的万古霉素最低抑菌浓度的增加（所谓的 "MIC 蠕变"）。由于万古霉素对临界或中度敏感 MRSA 菌株治疗失败的报道增多，2006 年临床和实验室标准化研究所重新评估了万古霉素的最低抑菌浓度（MIC）临界值，并最终使其降低（表 3.2）。过去的 10 年里，万古霉素敏感（MIC ≤ 2.0）的金黄色葡萄球菌菌株，在用药频率不断增加的患者中，其 MIC 逐渐变大，并接近 $2\mu g/ml$ 的临界点。[9] 虽然这一转变的意义尚不明确，一项近期研究表明，万古霉素 MICs 从 1.0 增加到 2.0 可能与万古霉素对 MRSA 菌血

症治疗失败的发生率高于其他敏感菌株有关。[10]但是，目前 IDSA 关于 MRSA 的治疗指南推荐，对于 MIC 为 2.0 或更高的菌株，应根据患者的临床反应，而不是 MIC，来确定是否使用万古霉素。[4]对于无法耐受万古霉素或对万古霉素无反应的患者，达托霉素可作为替代抗菌药物。福勒等研究发现，达托霉素对金黄色葡萄球菌（MSSA 和 MRSA）引起的菌血症和右侧心内膜炎的疗效并不逊于万古霉素。[11]

表3.2 CLSI 万古霉素治疗金黄色葡萄球菌的 MIC 临界值 (2006 年修订版)	
金黄色葡萄球菌分类	MIC 临界值
万古霉素敏感的金黄色葡萄球菌	< 2.0mg/ml
万古霉素中敏的金黄色葡萄球菌	4.0 ~ 8.0mg/ml
万古霉素耐药的金黄色葡萄球菌	> 16.0mg/ml
CLSI：临床和实验室标准化协会；MIC：最小抑菌浓度	

MRSA 血流感染并发心内膜炎时需采用特殊的治疗措施。对于自身瓣膜心内膜炎，氨基糖苷类与万古霉素联合用药的疗效尚存争议。虽然先前研究验证了氨基糖苷类抗菌药物的疗效，Cosgrove 等的研究表明，联合氨基糖苷类时药物肾毒性增加。[12]美国心脏协会 2005 年心内膜炎治疗指南指出，氨基糖苷类抗菌药物可以用于心内膜炎（非人工瓣膜）的治疗，但仅限于治疗开始的前 3 ~ 5 天。[13]而 2011 年 IDSA 有关 MRSA 的治疗指南建议氨基糖苷类抗菌药物不可作为金黄色葡萄球菌引起的自身瓣膜心内膜炎。[4]相反，对于人工瓣膜，联合氨基糖苷类是被推荐的。除万古霉素外，治疗期间应当使用利福平，且在疗程的前两周应使用氨基糖苷类（庆大霉素）。[13]患有 MRSA 引起的人工瓣膜心内膜炎的患者应及时评估瓣膜的

损伤程度，以替换或修复。[13]

对于 MSSA 引起的菌血症和心内膜炎，推荐应用半合成青霉素，如萘夫西林或苯唑西林进行治疗。[13]患者对青霉素过敏时，推荐应用万古霉素。半合成青霉素和第一代头孢菌素对 MSSA 的活性高于万古霉素。与万古霉素相比，萘夫西林对 MSSA 菌血症（有或无心内膜炎）疗程更短，感染复发率更低。[14]在血液透析患者中，对于有或无并发症的 MSSA 菌血症，与头孢唑林相比，万古霉素治疗失败（死亡或感染复发）的概率更高。[15]因此，在无 β-内酰胺类抗菌药物过敏史的情况下，不推荐使用万古霉素治疗 MSSA 引起的血流感染。另外，与 MRSA 心内膜炎的治疗相似，对于 MSSA 心内膜炎的治疗，联合氨基糖苷类抗菌药物适合人工瓣膜心内膜炎，并且需要定期进行手术评估。

确定金黄色葡萄球菌血流感染的合理治疗时间具有一定挑战性。表 3.3 描述的临床分类方案提供了确定治疗时间的指南。对于成人无并发症菌血症（定义见上），静脉注射抗菌药物不少于 2 周。对于有并发症菌血症，推荐疗程为 4~6 周。[4]对于感染性心内膜炎患者，推荐疗程为 6 周。但对于 MSSA 引起的无并发症、右侧心内膜炎，推荐联合应用 β 内酰胺类和氨基糖苷类抗菌药物，疗程 2 周。

另外，应特别关注导管相关血流感染（CRBSI）。2009 年 IDSA 关于导管相关感染的指南建议，不论长期或短期置管，对于金黄色葡萄球菌引起的 CRBSI，都应拔除导管。指南还推荐多数患者应接受 4~6 周的治疗。[6]在下列情况下，可考虑缩短疗程（至少 2 周）：患者无糖尿病；无免疫抑制；导管拔除；无血管植入物；无化脓性血栓性静脉炎、心内膜炎或转移性感染证据；抗菌治疗 72 小时后体温恢复正常，菌血症得到控制。[6]

血流感染具有高发病率和高死亡率，且治疗的花费较高，因此预防血流感染发生是至关重要的。2011 年，IDSA 发表了预防导管相关感染新版指南。相关建议包

表3.3 金黄色葡萄球菌引起的血流感染的治疗

感染类型	致病微生物	推荐抗菌药物	备选抗菌药物	疗程（周）	备注
无并发症菌血症	MSSA	萘夫西林或苯唑西林 12g/24h IV（分4~6次）	头孢唑林 6g/24 h IV（分3次）	≥2	符合下列条件为无并发症：无心内膜炎证据，无植入物，初次血培养后2~4天血液培养阴性，开始抗菌治疗72h内体温恢复正常，无转移性感染证据。
	MRSA	万古霉素 15~20mg/kg dose IV 8~12h[a]	达托霉素 6mg/kg IV 24 h	≥2	
有并发症菌血症	MSSA	萘夫西林或苯唑西林 12g/24h IV（分4~6次）	头孢唑林 6g/24 h IV（分3次）	4~6[c]	对金葡引起的自身瓣膜心内膜炎，不推荐联合氨基糖苷类；对人工瓣膜心内膜炎，联合用药：庆大霉素 1 mg/kg IV 8h + 利福平 300mg PO/IV 8 h[b]
	MRSA	万古霉素 15~20mg/kg dose IV 8~12h[a]	达托霉素 6mg/kg IV 24 h	4~6[c]	

IV：静脉注射；PO：口服；

a 调整万古霉素用量，使谷浓度达到15~20μg/ml；

b 庆大霉素在疗程的前两周应用，利福平全疗程应用；

c 金黄色葡萄球菌心内膜炎疗程为6周（MSSA引起的无并发症右侧心内膜炎疗程可为2周）

括：血管导管置管和使用的培训；选择上肢作为置管部位；置管时采用无菌操作；导管相关操作前进行手卫生；每日评估置管部位的感染指征；每 2 ～ 7 天（根据导管和敷料类型）更换一次敷料；导管发生故障、患者无需使用导管或发生感染时，应拔除导管。[16]

五、病例总结

患者 PICC 是 MRSA 的最可能来源。拔除导管后，血培养未见阳性。患者接受了心胸手术评估，发现并无手术指征。血培养结果转阴后，重新置 PICC。最终患者情况平稳出院，继续静注万古霉素 6 周。

参考文献

Friedman ND, Kaye KS, Stout JE, et al. Health care-associated bloodstream infections in adults: a reason to change the accepted definition of community-acquired infections. Ann Intern Med 2002;137:791–797.

Naimi TS, LeDell KH, Como-Sabetti K, et al. Comparison of community and health care-associated methecillin-resistant Staphylococcus aureus infection. J Am Med Assoc 2003;290:2976–2984.

Klevens RM, Morrison MA, Nadle J, et al. Invasive methicillin-resistant Staphylococcus aureus infections in the United States. J Am Med Assoc 2007;298:1763–1771.

Liu C, Bayer A, Cosgrove S, et al. Clinical practice guidelines by the infectious disease society of America for the treatment of methicillin-resistant Staphylococcus aureus infections in adults and children. Clin Infect Dis 2011;52:1–38.

Fowler VG Jr, Olsen MK, Corey GR, et al. Clinical identifiers of complicated Staphylococcus aureus bactermia. Arch Intern Med 2003:163: 2066–2072.

Mermel L, Allon M, Bouza E, et al. Clinical practice guidelines for the diagnosis and management of intravascular catheter-related infection: 2009 update by the infectious diseases society of America. Clin Infect Dis 2009;49:1–45.

Shively BK, Gurule FT, Roldan CA, Leggett JH, Schiller NB. Diagnostic value of transesophageal compared with transthoracic echocardiography in infective endocarditis. J Am Coll Cardiol 1991;18:391–397.

Klevens RM, Edwards JR, Tenover FC, McDonald LC, Horan T, Gaynes R. Changes in the epidemiology of methicillin-resistant Staphylococcus aureus in intensive care units in U.S. hospitals, 1992–2003. Clin Infect Dis 2006;42:389–391.

Wang G, Hindler JF, Ward KW, et al. Increased vancomycin MICs for Staphylococcus aureus clinical isolates from a university hospital during a 5-year period. J Clin Microbiol 2006;44:3883–3886.

Sakoulas G, Moise-Broder PA, Schentag J, et al. Relationship of MIC and bactericidal activity to efficacy of vancomycin for treatment of methicillin-resistant Staphylococcus aureus bactermia. J Clin Microbiol 2004;42(6):2398–2402.

Fowler VG Jr, Boucher HW, Corey GR, et al. Daptomycin versus standard therapy for bactermia and endocarditis caused by *Staphylococcus aureus*. NEJM 2006;355:653–655.

Cosgrove SE, Vigliani GA, Fowler VG, et al. Initial low-dose gentamicin for *Staphylococcus aureus* bacteremia and endocarditis is nephrotoxic. Clin Infect Dis 2009; 48:713–721.

Baddour L, Wilson W, Bayer A, et al. Infective endocarditis: diagnosis, antimicrobial therapy, and management of complications: a statement for healthcare professionals from the committee on rheumatic fever, endocarditis, and Kawasaki disease, council on cardiovascular disease in the young, and the councils on clinical cardiology, stroke, and cardiovascular surgery and anesthesia, American heart associates: endorsed by the infectious disease society of America. Circulation 2005:111:394–434.

Chang FY, Peacock JE Jr, Musher DM, et al. *Staphylococcus aureus* bacteremia: recurrence and the impact of antibiotic treatment in prospective multicenter study. Medicine 2003;82:333–339.

Stryhewski ME, Szczech LA, Benjamin DK, et al. Use of vancomycin or first-generation cephalosporins for the treatment of hemodialysis-dependent patients with methicillin-susceptible *Staphylococcus aureus* bacteremia. Clin Infect Dis 2007;44:190–196.

O'Grady N, Alexander M, Burns L, et al. Guidelines for the prevention of intravascular catheter-related infections. Clin Infect Dis 2011;52:e1–21.

（周　炯　译　马小军　审校）

第三节 重症监护病房中的念珠菌血症

Keith W. Hamilton, Ebbing Lautenbach

一、病例介绍

患者，男，62岁，大肠腺癌，4周前入院，行右半结肠切除术，并发吻合口瘘。术后1周剖腹探查，行腹膜灌注、修复吻合口瘘。入ICU后，应用万古霉素联合哌拉西林/他唑巴坦抗菌治疗。约2周前，因持续性术后肠梗阻行PICC置管进行全肠外营养（TPN）。患者约5天前再次发热至38.7℃。体格检查发现，PICC周围无红肿，腹部切口无浸润或红肿。患者右侧股部出现聚集性无痛红色脓疱。3天前采集4套血培养，其中一套发现酵母菌生长。

二、鉴别诊断和初步治疗

血液培养现酵母菌不应考虑为标本污染，应及时采取合理的经验性治疗，因为治疗不及时会增加发病率与死亡率。而且应查明致病原的可能来源。在ICU患者中，最常见的来源为静脉导管和胃肠道病原微生物。一般来说，念珠菌属是最常见的院内真菌感染致病微生物，而且是中央静脉导管相关血流感染的第四位致病微生物，约占5%~10%。念珠菌血症的危险因素包括：中央静脉导管、全肠外营养（TPN）、近期胃肠道手术或穿孔、接受广谱抗菌药物治疗、急性肾衰、血液透析、机械通气、入住ICU、高龄、红细胞输注次数、免疫抑制、真菌定植和病情严重。虽然诊疗技术在不断改进，念珠菌血症的死亡率仍然很高，总死亡率为30%~50%，归因死亡率为19%~38%。

念珠菌血症临床表现呈多样性，取决于宿主的免疫状态和感染程度。症状较轻时可能表现为低热，症状重时可表现为败血症。如果出现皮肤病变，多为小脓疱或结节，四周被红斑包围或被红斑覆盖；但有时也包括较大范围的坏死性病变。

念珠菌血症可通过血行播散至心脏瓣膜、脾脏、肝脏、中枢神经系统、关节和骨骼，也可通过血管内播散至血管丰富的眼脉络膜丛，引起脉络膜视网膜炎或眼内炎。应评估所有念珠菌血症患者念珠菌视网膜炎的可能性（不论是否出现视网膜炎的症状），因为多数患者发病早期并无视觉症状。如果漏诊念珠菌视网膜炎可能会因为不恰当的治疗（疗程应为 4~6 周以上）而导致失明。

尽早开始抗真菌治疗是降低发病率和死亡率的关键，因此，及时确诊念珠菌感染是至关重要的。血培养是诊断方法的金标准，但是标准血培养的敏感性却受到了质疑。传统的血培养方法检测到念珠菌的敏感度约为 50%，新的自动培养方式的敏感性显著提高。真菌培养及活体组织或可疑感染部位（包括皮肤损伤和脓肿）分泌物的直接镜检具有重要的辅助诊断价值。利用专门的显色培养基可加快识别特定念珠菌属。

抗原检测（如 β-D-葡聚糖试验）等快速诊断技术已经作为部分侵袭性真菌感染的辅助诊断手段开始应用。β-D-葡聚糖试验可检测多数真菌包含的细胞壁抗原，因此，针对念珠菌血症的特异性诊断价值较低。试验的敏感性为 67%～100%，特异性为 84%～100%。因此，抗原检测在临床上有合理性，但也有局限性。医师应当联合医院的微生物部门共同讨论不同诊断方法的特点，并制定最优的念珠菌属检测方案。

传统上，白色念珠菌是最常见的院内念珠菌血症的致病微生物，但是致病菌株逐步向非白色念珠菌属转移。在许多医院，后者作为致病微生物的菌株数量已经超过前者（表3.4）。部分菌株（如克柔念珠菌）本身对氟康唑耐药，其他菌株也分别有不同的敏感性。在进行经验治疗时，医师不但要考虑本院的耐药谱，而且要考虑个别菌株的流行情况。

| 表 3.4 美国引起念珠菌血症的常见念珠菌属 |

菌属	所占比例	氟康唑敏感性	伏立康唑敏感性	泊沙康唑敏感性	棘白霉素敏感性	两性霉素敏感性
白色念珠菌	45%~58%	S	S	S	S	S
光滑念珠菌	2%~24%	S-DD 至 R	S-DD 至 R	S-DD 至 R	S	S 至 I
近平滑念珠菌	7%~24%	S	S	S	S 至 R	S 至 R
热带念珠菌	11%~16%	S	S	S	S	S
克柔念珠菌	1%~3%	R	S	S	S	S 至 I
葡萄牙念珠菌	1%~2%	S	S	S	S	S 至 R

S：敏感；S-DD：敏感（剂量依赖）；I：中敏；R：耐药

三、病例介绍（续）

ICU 医师拔除了患者的 PICC 导管，并采集了血液标本进行培养监测。临床微生物实验室提示 ICU 医师培养出的酵母菌可能为光滑念珠菌，因此加用卡泊芬净继续抗菌治疗。进一步眼科检查未发现真菌性眼内炎或脉络膜视网膜炎证据。

四、后续治疗与讨论

对于光滑念珠菌引起的感染，许多医院首选的经验治疗药物为棘白菌素类，因为光滑念珠菌对氟康唑耐药的概率在不断增加。氟康唑不应用于光滑念珠菌或其他高耐药率菌属的经验性治疗，除非分离出的菌株对氟康唑是敏感的。如果可能的话，对于所有的念珠菌血症患者，应去除转移灶、进行清创处理，并修复胃肠道损伤。应尽快拔除中央静脉导管，因为不及时拔管会导致更高的病死率。念珠菌血症的疗程尚未经充分论证，但是一般情况下，应至少抗真菌治疗至血培养阴性及症状消失后2周。如果持续血培养阳性、存在转移性播散、持续脓肿、出现深部组织或器官的局部病灶或出现血管内病变如心内膜炎，疗程应至少为4~6周。手术可有效的治疗这些并发症，起到至关重要的作用。

当出现念珠菌感染聚集性病例时，感控人员应当介入。部分研究表明，患者念珠菌定植或感染可能是通过医务人员的接触而传播的。另外，一些暴发感染也与不同念珠菌属的同源菌株有关，表明具有共同来源或水平传播。不论菌株是否为同源，医院念珠菌血症发生率的增加预示着医院感染控制措施的失效。因此，应加强感染控制措施，包括导管护理、手卫生和标准防护措施等。这些感控措施可以阻止大多数念珠菌血症的聚集暴发。对高风险患者，可进行预防性抗真菌用药，以降低院内念珠菌血症的发生率，但是就目前证据，尚无数据支持对免疫功能正常的患者进行预防性抗真菌用药，除非在一些特殊情况下，如坏死性胰腺炎或胃肠道穿孔。

五、病例总结

拔除PICC后，血培养结果持续阴性，患者无再次发热。分离出的光滑念珠菌对氟康唑敏感，因此改用氟康唑进行抗真菌治疗，从第一次血培养阴性开始，疗程2周。

推荐文献

Blumberg HM, Jarvis WR, Soucie JM, et al. Risk factors for candidal bloodstream infections in surgical intensive care unit patients: the NEMIS prospective multicenter study. The national epidemiology of mycosis survey. Clin Infect Dis 2001;33:177–186.

Chow JK, Golan Y, Ruthazer R, et al. Risk factors for albicans and non-albicans candidemia in the intensive care unit. Crit Care Med 2008;36:1993–1998.

Falagas ME, Roussos N, Vardakas KZ. Relative frequency of albicans and the various non-albicans *Candida spp* among candidemia isolates from inpatients in various parts of the world: a systematic review. Int J Infect Dis 2010;14:e954–966.

Garey KW, Rege M, Pai MP, et al. Time to initiation of fluconazole therapy impacts mortality in patients with candidemia: a multi-institutional study. Clin Infect Dis 2006;43:25–31.

Hernández-Castro R, Arroyo-Escalante S, Carrillo-Casas EM, et al. Outbreak of *Candida parapsilosis* in a neonatal intensive care unit: a health care workers source. Eur J Pediatr 2010;169:783–787.

Kuhn DM, Mikherjee PK, Clark TA, et al. *Candida parapsilosis* characterization in an outbreak setting. Emerg Infect Dis 2004;1074–1081.

Méan M, Marchetti O, Calandra T. Bench-to-bedside review: *Candida* infections in the intensive care unit. Critical Care 2008;12:204.

Morgan J, Meltzer MI, Plikaytis BD, et al. Excess mortality, hospital stay, and cost due to candidemia: a case-control study using data from population-based candidemia surveillance. Infect Control Hosp Epidemiol 2005;26:540–547.

Montagna MT, Caggiano G, Borghi E, Morace G. The role of the laboratory in the diagnosis of invasive candidiasis. Drugs 2009;69(Suppl 1):59–63.

Ortega M, Marco F, Soriano A, et al. Candida species bloodstream infection: epidemiology and outcome in a single institution from 1991 to 2008. J Hosp Infect 2011;77:157–161.

Pappas PG, Kauffman CA, Andes D, et al. Clinical practice guidelines for the management of candidiasis: 2009 update by the Infectious Diseases Society of America. Clin Infect Dis 2009;48:503–535.

Playford EG, Lipman J, Sorrell TC, et al. Prophylaxis, empirical and preemptive treatment of invasive candidiasis. Curr Opin Crit Care 2010;16:470–474.

Wisplinghoff H, Bischoff T, Tallent SM, et al. Nosocomial bloodstream infections in US hospitals: analysis of 24,179 cases from a prospective nationwide surveillance study. Clin Infect Dis 2004;39:309–317.

（周　炯　译　马小军　审校）

第四节 中央导管隧道感染

Michael J. Satlin, David P. Calfee

一、病例介绍

患者，男，65 岁，因高血压、糖尿病致终末期肾脏疾病，置右颈部导管接受门诊血液透析，主诉寒战、发热 2 天。无呼吸道、泌尿道、胃肠道相关症状，2 天前接受最后一次血液透析。导管于 2 月前置入，且无异常状况。1 月前于左腕部造动静脉瘘，待成熟后使用。患者通过口服药物较好地控制了糖尿病和高血压。

初步检查示患者体温 38.4℃，其他生命体征正常。导管皮下隧道部分出现红肿、压痛，但无结节或波动感。导管出口部位未见脓液。体检无其他阳性体征。

二、诊断

需透析糖尿病患者出现发热和寒战的鉴别诊断包括血管通路相关感染、上呼吸道感染、肺炎、尿路感染和糖尿病足感染。但是，就诊患者体格检查发现导管皮下隧道部分出现红肿压痛，无其他症状，提示导管相关感染的可能性大。隧道感染与出口感染的差别在于前者压痛、红肿和硬结的范围超过后者（出口部位感染局限在 2 厘米范围内），与本文病例相似。隧道感染可伴或不伴血流感染。如果体格检查时发现明显硬结或波动感，应进行超声检查，以确定是否需排出积液。

采集两套血液标本进行培养，以确定患者是否同时出现菌血症并指导抗菌治疗。在理想的情况下，两套血液标本中至少应有一套取自外周静脉，最好是未进行透析造瘘或接受人工血管动静脉内瘘术的静脉（因为静脉穿刺可损伤静脉）。如果无明显隧道或出口感染指征，但可疑导管相关血流感染（CRBSI），应同时采集导管血和外周血以确定是否为 CRBSI。如果导管血培养报阳时间早于外周血报阳时间至少2小时，则提示CRBSI。当无法获取外周血时，应取两套导管血进行培养。如果导管出口部位有明显渗出液，应取渗出液标本进行革兰染色涂片和培养。在可能的情况下，在开始抗菌治疗前应采集完所有培养标本。

应注意，在中性粒细胞减少的肿瘤患者中隧道感染指征并不明显，红肿、压痛及波动感均较轻。因此，对发热且有中性粒细胞减少症的置管患者应对导管进行详细检查以发现隧道感染的细微指征。怀疑CRBSI的所有患者，应详细询问病史，并进行体格检查，需要时可进行额外检查以排除转移性并发症，如骨髓炎、心内膜炎、化脓性关节炎和硬膜外脓肿。转移性并发症在金黄色葡萄球菌引起的CRBSI患者中较为常见。

三、病例介绍（续）

采集外周血和导管血两套血标本后，经由导管静滴万古霉素（20mg/kg）和庆大霉素（1mg/kg）。拔除隧道式中央静脉导管，通过介入放射科置入临时非隧道导管进行透析。患者入院观察，次日通过新导管进行透析。透析时，另取两套血标本进行培养。拔除隧道式导管后，患者体温恢复正常，透析完成后出院。当日，首次两套血培养均出现微生物生长。革兰染色结果显示为革兰阴性球菌，后被鉴定为苯唑西林耐药、万古霉素敏感的表皮葡萄球菌。接下来的10天，患者每次透析时给予万古霉素500mg静注。患者第二次血培养结果为阴性，先前隧道式导管引起的炎症消退，并重新置入隧道式透析导管。

四、病例治疗与讨论

此病例进行抗菌治疗是合理的。凝固酶阴性葡萄球菌和金黄色葡萄球菌是通过隧道式导管进行透析患者发生CRBSI最常见的致病菌，革兰阴性杆菌和肠球菌也是重要的致病菌。虽然金黄色葡萄球菌被认为是最常见的隧道感染致病菌，但是隧道感染的微生物病原尚未经充分论证。由于致病菌范围广泛，隧道式透析导管感染的经验性抗菌用药应覆盖革兰阳性和阴性菌。一般情况下，推荐使用药代动力学满足透析间期定量给药的抗菌药物，这样可以避免使用额外的静脉导管。在凝固酶阴性葡萄球菌和金黄色葡萄球菌苯唑西林耐药率居高不下的情况下，万古霉素是针对革兰阳性菌的理想的经验用药。同样，在无充分证据证明致病菌对其耐药（如以前感染头孢菌素耐药的大肠埃希菌）的情况下，头孢他啶或庆大霉素是针对革兰阴性菌的理想的经验用药。这些药物的药代动力学满足透析间期定量给药（表 3.5）。获得血培养结果后，应有针对性地调整抗菌药物。由 MSSA 引起的 CRBSI 患者应将万古霉素替换为 β-内酰胺类抗菌药物，因为与 β-内酰胺类相比，万古霉素在治疗由 MSSA 引起的 CRBSI 中出现治疗失败的可能性更大。在美国感染性疾病学会（IDSA）指南中，头孢唑林是透析导管相关 MSSA 血流感染的推荐用药，相关数据也支持其在透析后用药的有效性（表 3.5）。

　　在通过隧道式导管进行透析的患者中，由于透析需要长期使用导管，CRBSI 就成为了一个挑战。此类患者除需接受静脉抗菌治疗外，还应该采用一些方法处理感染的导管：①及时拔除导管并推迟重新置入隧道式导管的时间；②利用导丝更换感染导管；③封管，并在透析时在全身抗菌治疗的基础上应用局部抗菌治疗。局部抗菌治疗是指向导管腔内注入高浓度敏感抗菌药物，使局部抗菌药物浓度足以杀灭导管生物膜内生长的微生物。如果导管可耐受乙醇，可考虑使用局部乙醇疗法代替局部抗菌治疗，但是 IDSA 指南中尚未包含此项内容。不推荐仅采用静注抗菌药物，而不拔除、替换导管或进行局部抗菌治疗。因为这样具有较高的治疗失败率和复发率。导管隧道感染时（例如本病例），应拔除导管，并用临时导管替换（方法 1）。当血培养结果阴性时，应重新置入隧道式血液透析导管。其他情况，如严重败血症或金黄色葡萄球菌、假单胞菌属或念珠菌属引起的 CRBSI，也应拔除导管。

表3.5 血液透析时可选用的抗菌药物以及血液透析导管相关血流感染的成人推荐剂量

抗菌药物	推荐成人剂量
万古霉素	首次用药：15~20mg/kg 负荷剂量[a] 后续用药：每次透析后给药 500mg，或透析前检测万古霉素的血药浓度，当浓度低于或等于预期谷浓度时，于透析后给药 500~1000mg[b]
头孢唑林	每次透析后给药 20mg/kg[c]
头孢他啶	每次透析后给药 1g
庆大霉素	首次用药：1~2mg/kg，最大剂量不超过 100mg[c] 后续用药：每次透析后给药 1~2mg/kg[d]，或透析前检测庆大霉素的血药浓度，当浓度低于 2μg/ml 时，于透析后给药 1~2mg/kg

CRBSI：中央导管相关血流感染
a 根据体重确定剂量；
b 出现严重 CRBSI 或有心内膜炎或骨髓炎是考虑检测万古霉素血药浓度；
c 根据理想或调整体重确定剂量；
d 长期应用庆大霉素（>5 天）时，考虑检测庆大霉素血药浓度。

虽然目前尚无随机对照试验研究血液透析导管隧道感染的抗菌治疗疗程，但是 IDSA 指南推荐，拔除导管后，且不合并菌血症或念珠菌血症，抗菌治疗 7~10 天。如本文涉及病例，出现菌血症者，最佳疗程取决于致病原种类、发热和菌血症持续时间以及是否存在转移性疾病或化脓性血栓性静脉炎。由于本文患者为凝固酶阴性葡萄球菌感染，退热及时，二次血培养阴性，且无并发症，7~10 天较短疗程是合理的。

与使用非隧道式导管患者相比，使用隧道式、带套囊导管的血液透析患者的 CRBSI 发生率较低。但是，隧道式导管的感染风险仍然高于动静脉造瘘和移植。因此，对于长期血液透析患者，在可能时应使用永久性动静脉通路。对于使用中央静脉导管者，在置管和透析时应重视无菌操作。

五、病例总结

患者在抗菌治疗期间和完成治疗后，未出现发热和其他症状。1 个月后，患者动静脉瘘完全成熟，隧道式导管被拔除。

推荐文献

Allon M. Dialysis catheter-related bacteremia: treatment and prophylaxis. Am J Kidney Dis 2004;44(5):779–791.

Maki DG, Kluger DM, Crnich CJ. The risk of bloodstream infection in adults with different intravascular devices: a systematic review of 200 published prospective studies. Mayo Clin Proc 2006;81(9):1159–1171.

Mermel LA, Allon M, Bouza E, et al. Clinical practice guidelines for the diagnosis and management of intravascular catheter-related infection: 2009 update by the Infectious Diseases Society of America. Clin Infect Dis 2009;49(1):1–45.

Saad TF. Bacteremia associated with tunneled, cuffed hemodialysis catheters. Am J Kidney Dis 1999;34(6):1114–1124.

Sullivan R, Samuel V, Le C, et al. Hemodialysis vascular catheter-related bacteremia. Am J Med Sci 2007;334(6):458–465.

（周　炯　译　马小军　审校）

第五节 心脏内辅助装置感染

Meghan Brennan, Christopher J. Crnich

一、病例介绍

患者，女，60岁，糖尿病史，因缺血性心肌病植入左心室辅助装置（LVAD）作为心脏移植的过渡步骤，同时植入永久性起搏器（PPM）和心内除颤器（ICD）。患者术后恢复良好，1周后出院。但是，回家后起搏器囊袋部位出现疼痛、肿胀，伴寒战、厌食。患者就诊于心脏移植门诊，病情严重，体温38.2℃。触诊发现患者起搏器囊袋部位出现发热、红肿伴周围波动感。LVAD导线部位无炎症表现，LVAD泵部位无压痛。

二、鉴别诊断与初步治疗

PPM/ICD移植后手术部位感染的发生率约为5‰例/（装置-年）。[1]其感染的临床表现如下：①脉冲发生器囊袋部位局部感染；②静脉内起搏导线感染引起的右侧心内膜炎；③心外膜起搏导线感染引起的心包炎或纵隔炎；④混合感染。脉冲发生器囊袋部位感染通常由装置植入时的污染引起。在这些情况下，感染多发生于装置植入后的6个月内，后续感染可发生于更换电池后。[2]起搏导线相关感染通常症状出现较晚，且可能由以下因素导致：①植入时导线污染；②脉冲发生器囊袋部位致病微生物的转移；③其他部位感染引起的血行播散（如肺炎）。[2]

80%~90%的PPM/ICD感染是由金黄色葡萄球菌或凝固酶阴性葡萄球菌（CoNS）引起的[2]，而痤疮丙酸杆菌的致病率也在不断增加[3]。革兰阴性菌引起的PPM/ICD感染是不常见的，多数发生在术后切口感染。PPM/ICD感染的继发性血流感染几乎全部由革兰阳性菌引起，革兰阴性菌很少通过此途径引发感染。[4]

脉冲发生器囊袋部位感染患者通常会出现装置表面

皮肤局部发热、肿胀、发红、压痛，如本文所述病例。全身症状和体征存在个体差异。由侵入性致病菌如金黄色葡萄球菌引起的起搏导线感染可能会出现暴发性败血症，而由凝固酶阴性葡萄球菌（CoNS）或痤疮丙酸杆菌引起的起搏导线感染的临床后果可能会较轻。而这两种情况通常都会出现右侧心内膜炎的症状和体征，包括发热和寒战（发生率 80% 以上）、败血症性肺栓塞（20% ~45%）及右房室瓣反流（25%）。[2]

可疑 PPM/ICD 感染的初步诊治应当及时进行诊断评估，并进行经验性抗菌治疗（图 3.4）。应进行血培养以排除菌血症，同时对脉冲发生器周围皮肤渗出液进行培养以指导抗菌用药。如果血培养为阳性，应行经食管超声心动图以评估心内膜受累程度（如环形脓肿、瓣膜损伤）及手术干预的必要性。可疑心外膜起搏导线感染的患者需进行胸部影像学检查（CT 或 MR）以鉴别心包炎或纵隔炎，特别是经合理的抗菌治疗后感染症状和体征无明显改善者。采集血液标本后，应针对革兰阳性菌，包括甲氧西林耐药的金黄色葡萄球菌（MRSA）进行经验性抗菌治疗。装置植入后短期内（2 个月内）发生的感染，经验性抗菌治疗还应覆盖革兰阴性菌（如铜绿假单胞菌）。

本文患者的不适和发热提示并发菌血症，而且 LVAD 的存在使得患者病情复杂。植入 LVAD 后发生感染是较常见的（0.5 事件/患者·年），而且装置的每一部分都有可能出现感染。[5]

起搏导线出口部位的皮肤感染是 LVADs 最常见的感染并发症。LVAD 导线感染患者通常会在导线出口周围出现红肿和化脓，而局部刺激也可在无感染的情况下会出现相似症状。两者的鉴别诊断需要密切观察红肿和渗出的进展，同时观察是否伴发全身感染的症状和体征。LVAD 泵囊袋感染可能由装置植入时的污染引起，也可能由起搏导线感染的扩散引起。此时，患者常出现局部感染指征（如疼痛和肿胀），也可能会因致病菌的不同而伴

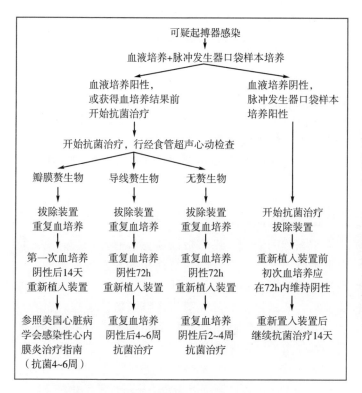

图 3.4　心脏起搏器和除颤器感染诊疗方案

美国心脏协会感染性心内膜炎治疗指南见 http：//circ. ahajournals.
org/cgi/content/full/111/23/e394）

不同程度的全身症状。在这些情况下，不管从诊断，还
是从治疗的角度来看，进行影像学检查（超声或 CT 检
查）和抽取装置周围液体标本都是至关重要的。LVAD 最
危险的感染并发症为血管内组件的感染。LVAD 血管内组
件感染虽然可能由装置植入时的污染引起，但是更倾向
于由血行播散导致，这是由于血管内组件直接接触血液
的表面积较大，且装置表面结构复杂引起血液非层流
状态。[5]

虽然相当一部分 LVAD 感染是由肠球菌、假单胞菌、
肠杆菌科和念珠菌属引起的，但是葡萄球菌仍然是引起

LVAD 感染的主要致病菌。[5]可疑 LVAD 感染患者的治疗需要在出现临床指征时，及时进行血培养、起搏导线出口部位液体培养及 LVAD 泵囊袋液体培养。采集培养标本后，应进行广谱抗菌治疗，药物应覆盖革兰阳性菌（MRSA 和肠球菌）、革兰阴性菌（假单胞菌）和念珠菌。我院标准的经验性用药方案为万古霉素（剂量谷浓度为 15～20μg/ml）联合抗假单胞菌 β 内酰胺类及环丙沙星。如果患者有酵母菌感染史或近期大量应用抗菌药物（如以前治疗过 LVAD 感染的患者），应加用氟康唑或棘白霉素。

三、病例介绍（续）

根据临床表现，患者被诊断为起搏器囊袋感染，可疑起搏导线和（或）LVAD 组件相关的血管内感染。诊所医师采集了血液标本和起搏器囊袋抽取液标本。标本采集后，患者接受静脉注射万古霉素抗菌治疗。患者继而转入医院，继续静注万古霉素同时加用头孢吡肟静注，环丙沙星口服。微生物实验室报告血培养结果为革兰阳性球菌，继而被确证为 MRSA。起搏器囊袋抽取液培养也培养出 MRSA。经食管超声心动图显示无赘生物产生。虽然尚无明显 LVAD 感染体征，但考虑感染会受患者移植状态影响。因此，患者接受"抑制性"万古霉素治疗，直至 6 个月后完成心脏移植，期间患者拔除心脏起搏器、心内除颤器和左心室辅助装置。拔除后的 LVAD 泵和起搏器脉冲发生器培养均出现 MRSA 生长。患者接受额外 3 周万古霉素抗菌治疗，以消灭装置安装部位的感染。

四、病例治疗与讨论

仅进行药物治疗很难完全治愈 PPM/ICD 或 LVAD 感染。在植入装置如 PPM/ICDs 和 LVADs 上生长的复杂的生物膜可抑制多数全身性抗菌药物的渗透性和活性。多数情况下，需药物治疗联合手术治疗，包括部分或全部拔除植入装置，才能完全治愈感染。[6]成熟的生物膜的存在解释了为何合理抗菌治疗 6 个月以后 LVAD 和起搏器上仍然可以培养出微生物。

当出现起搏器感染时，应当拔除整套装置。即使感染仅局限在起搏器囊袋。局部清创和长期使用抗菌药物仍会出现很高的感染复发率。[7]当感染波及心外膜导线时，拔除装置是非常重要的。仅药物治疗的死亡率为 41%，而拔除装置联合药物治疗的死亡率为 18%。

虽然拔除起搏器大大降低了感染复发率，但也存在一定风险。当起搏器植入时间较长时，起搏导线周围会产生一层纤维鞘，拔除起搏器时单纯牵引无法将导线移出。在这种情况下，可能需要手术打开心脏。但是，准分子激光鞘被证明可在较小损伤的情况下有效地拔除导线。另外一种潜在的并发症为导线上的感染性栓子堆积成较大的赘生物。关键在于通过较窄的路径拔除导线时，赘生物会脱落至心腔，导致肺动脉栓塞。虽然这种情况可能发生，但是大多数患者即使存在较大的赘生物，也不会出现症状，并能承受操作过程。而且，部分权威建议，当赘生物大于 10mm 时，应通过手术拔除导线。[7]手术干预应联合及时的抗菌治疗。疗程取决于感染的程度。

LVAD 感染时，情况往往比较复杂，因为患者需要维持心血供应，所以多数情况下并不能立即拔除 LVAD 装置。因此，发生导线出口感染时，通常仅对伤口进行治疗，应用一定疗程的抗菌药物（通常 14 天）直至感染痊愈，但是复发率较高。发生更复杂的感染时，通常需长期抑制性抗菌治疗直至接受心脏移植时拔除 LVAD。[5]不符合心脏移植条件的患者通常需利用 LVADs 维持患者生命，这也给临床治疗带来相当大的挑战。在这种情况下，长期肠外用药是不可取的，但是停止全身用药又会导致高复发率和感染加剧。理论上，口服抑制性药物联合肠外用药是可行的，但是有关这种疗法的经验和效果尚有限。有移植相关感染诊疗经验的感染性疾病专家参与治疗可有助于鉴别不同治疗方案疗效的影响因素（表 3.6）。

表 3.6　LVAD 感染治疗方案的影响因素
感染部位 起搏导线出口部位的浅表感染经 14 天抗菌治疗可治愈，深部感染疗程会更长
致病菌 金黄色葡萄球菌和假单胞菌致病力更强，口服抗菌药物治疗可能会导致症状暴发。此时，需要长期肠外抗菌治疗
抗菌药物敏感性 如果假单胞菌株对喹诺酮类抗菌药物敏感，环丙沙星则为良好的口服抗菌药物选择，因为环丙沙星具有较高的生物利用度
患者 LVAD 是否作为心脏移植的过渡方案可影响是否和何时转为口服抑菌治疗。当患者准备移植时，深度肠外治疗是合理的，因为患者具有治愈（移植时拔除装置并抗菌治疗）可能。当患者不在移植名单中，治疗目标应从治愈转向抑菌。此时，转为口服用药为首选措施

由于心内植入装置相关感染的并发症相当严重，因此感染的预防尤为重要。在进行植入手术时严格控制无菌条件可降低 PPM/ICD 感染风险，针对葡萄球菌的预防性抗菌用药也可预防感染。围手术期抗菌用药应覆盖皮肤定植菌（葡萄球菌和链球菌），也有专家推荐常规应用更加广谱的抗菌药，覆盖革兰阴性菌和念珠菌。[8] 术前检测 MRSA 并进行清除可进一步降低感染风险，但是尚无专门针对此类人群的相关研究。

五、病例总结

接受心脏移植后，患者状况良好。移植术后 3 周，停用抗菌药物，且无感染复发指征。

参考文献

Johansen JB, Jorgensen OD, Moller M Arnsbo P, Mortensen PT, Nielsen JC. Infection after pacemaker implantation: infection rates and risk factors associated with infection in a population-based cohort study of 46299 consecutive patients. Eur Heart J 2011;32:991–998.

Crnich CJ, Safdar N, Maki DM. Infections associated with implanted medical devices. In: Finch RG, Greenwood D, Norrby SR, Whitle RJ, eds. Antibiotics and chemotherapy: anti-infective agents and their uses in therapy, 8th ed. New York: Churchill Livingston, 2003:575–618.

Zedtwitz-Liebenstein K, Gabriel H, Graninger W. Pacemaker endocarditis due to Propionibacterium acnes. Infection 2003;31(3):184–185.

Uslan, DZ, Sohail MR, Friedman PA, Heyes DL, Wilson WR, Steckelberg JM, et al. Frequency of permanent pacemaker or implantable cardioverter-defibrillator infection in patients with gram-negative bacteremia. Clin Infect Dis 2006;43(6):731–736.

Gordon RJ, Quagliarello B, Lowy FD. Ventricular assist device related infections. Lancet Infect Dis 2006;6:426–437.

Hall-Stoodley L, Costerton JW, Stoodley P. Bacterial biofilms: from the natural environment to infectious disease. Nat Rev Microbiol 2004;2(2):95–108.

Sohail MR, Sultan OW, Raza SS. Contemporary management of cardiovascular implantable electronic device infections. Expert Rev Anti Infect Ther 2010;8(7):831–839.

Rose EA, Gelijns AC, Moskowitz AJ, Heitjan DF, Stevenson LW, Dembitsky W, et al. Long-term use of a left ventricular assist device for end-stage heart failure. NEJM 2001;(20):1435–1443.

（周　炯　译　马小军　审校）

Natasha Bagdasarian, Michael Heung, Preeti N. Malani

一、病例介绍

患者，男，51 岁，终末期肾病（ESRD），行右上肢人工血管动静脉内瘘（AVG）血液透析，因发热和透析部位疼痛就诊于血液透析中心。患者无其他局部症状。合并症包括高血压、糖尿病和周围血管疾病。患者曾因中央静脉狭窄不适合介入而多次左上肢静脉造口失败。

体格检查发现，体温 101.2 ℉（约 38.4℃），血压 140/95mmHg，同日常血压水平。患者右上肢静脉 AVG 部位轻度发热和压痛，无明显红肿或波动感。经评估，患者 AVG 可正常进行透析。采集两套血标本后，于血液透析结束前 1 小时开始经验性抗菌治疗（万古霉素 1.5g）。12 小时后血培养结果显示耐甲氧西林金黄色葡萄球菌（MRSA）生长。万古霉素对 MRSA 的最低抑菌浓度为 2μg/ml，抗菌治疗 6 周。治疗期间，患者诉右上肢疼痛减轻，1 周和 2 周后血培养结果均为阴性。

二、鉴别诊断和初步治疗

虽然革兰阴性菌和真菌也可导致感染，但是大多数透析（HD）相关感染由革兰阳性球菌导致。多数导管相关血流感染（CRBSI）由凝固酶阴性葡萄球菌（CONS）引起，而动静脉瘘（AVF）和人工血管动静脉内瘘（AVG）感染多数由金黄色葡萄球菌导致。金黄色葡萄球菌引发的感染治疗失败的概率更大，且更易并发 CRBSI。

虽然 CRBSI 的诊断具有一定标准，但是经导管血液透析患者出现感染症状，导管血和（或）外周血培养阳性，且无其他可疑感染途径，通常推断为 CRBSI。AVF 或 AVG 感染发生率较低，但诊断难度较大。透析血管通路出入口可能会出现红肿、疼痛和发热，但是 AV 血管通路出入口感染的指征可能非常隐蔽。临床上高度怀疑血管通路出入口相关感染时（如无其他明显原因的持续菌血症或复发性菌血症），超声检查和（或）锢扫描有助于进行鉴别诊断，但是这种方法的灵敏度和特异度尚无充分证据。

怀疑感染或确证感染后，合理地选择和应用抗菌药物非常重要。对于 ESRD 患者，应根据不同症状选择不同剂量的抗菌药物。例如，万古霉素的药代动力学会受透析过滤器、透析间期、体重、和残余肾功能的影响。如果剂量过低会导致治疗失败和细菌耐药，而剂量过高会引起药物中毒。疗程取决于临床表现，包括分离到的微生物、是否存在感染并发症以及对拔除导管和封管的选择。如果无并发感染和（或）心内膜炎证据，肠外治疗疗程一般为 2~4 周。许多因素可以对疗程产生影响，特别是复发性感染。

三、病例介绍（续）

4 个月后，患者再次出现发热和 AVG 部位不适。应用万古霉素进行经验性治疗。血培养结果显示为复发性 MRSA 菌血症（万古霉素 MIC 4μg/ml）。虽然进行抗菌治疗，但是患者持续出现间歇性低热。初诊 1 周后再次血培养结果显示持续性菌血症。患者入院，进行手术和感染评估。抗菌药物由万古霉素转换为达托霉素。AVG 部位超声检查显示组织炎症，但无组织渗液。经食管超声心动图显示无心内膜炎。经讨论后，患者 AVG 被手术拔除。后续血培养阴性。患者置隧道式透析导管后出院，继续 4 周达托霉素治疗。此后，患者被评估可重新造口透析。因上肢中央静脉不再适合透析，建议行股静脉 AVG。但是患者拒绝手术，继续进行导管透析。

四、病例治疗与讨论

在美国，超过 380,000 名患者目前正在接受维持性透析治疗。虽然透析技术和生存率有了很大的改善，透析血管通路出入口相关感染仍然是 ESRD 治疗的短板。血管通路出入口类型是感染风险的最重要决定因素。表 3.7 描述了 HD 患者可选择的血管通路出入口类型，其中包括了感染风险。最佳的透析血管通路出入口选择为 AVF，因为 AVF 具有最高的长期通畅率和最低的感染风险；次佳选择为 AVG。血管导管的感染率最高，包括 CRBSI。

表 3.7　血液透析的血管造口

造口类型		特点	
动静脉瘘（AVF）：手术联通自身动静脉	适用于慢性 HD 患者	长期通畅率最高 感染率最低	造口易失败 成熟期较长（2～3 月）
人工血管动静脉内瘘（AVG）：皮下置外源性导管联通动静脉	慢性 HD 患者的次佳选择	成熟期较短（3～4 周） 初期通畅率较 AVF 高	感染率较 AVF 高 长期通畅率较 AVF 低
隧道式透析导管：中央静脉导管＋皮下隧道	HD 初期，患者无成熟 AVF 或 AVG	可立即使用	感染率较 AVF 或 AVG 高 出口相关并发症（如血凝块）
非隧道式透析导管：中央静脉导管	院内急性透析患者；临时透析患者	置管方便（无需荧光检查） 可立即使用	感染率高
ERSD：终末期肾病；HD：血液透析			

对于 CRBSI，开始抗菌治疗后，出现下列情况时应拔除导管：败血症、隧道感染、感染的血行播散、持续性菌血症、强抵抗力微生物（金黄色葡萄球菌、铜绿假单胞菌、真菌、分枝杆菌）引起的感染。AVF 感染可以仅进行长期抗菌治疗，而 AVG 感染除需抗菌治疗外，可

能还需手术切除。

对于透析患者，移除血液透析通路受到多种因素影响而较为复杂。透析血管通路出入口从功能上来讲可以算是一条"生命线"。因此，出入口拔除因存在一定风险而不是感染后的首选措施。患者需定期和常规透析，这限制了移除透析血管通路的可能性。曾对透析血管通路进行的相关的操作和（或）血管疾病（在 ESRD 患者中较为普遍）会导致再次造口部位的选择受到限制。

有时需长期进行抗菌治疗，如进行封管。在这种情况下，"MIC 蠕变"（随着治疗的进行万古霉素的敏感性逐渐降低）就会显得非常重要。维持透析治疗是诱导万古霉素中敏甚至耐药的金黄色葡萄球菌株产生的最重要危险因素之一。对此类菌株的治疗通常需万古霉素用量加倍，特别是长期达不到血药谷浓度时。当发生 MRSA 菌血症时，目前的治疗指南推荐较高的谷浓度（15 ~ 20μg/ml）。

对于通过导管进行透析的患者，当长期隧道式导管因感染率高而非最佳选择时，局部抗菌治疗是降低 CRBSI 发生的较好选择。最新的 CRBSI 预防指南强烈推荐采用局部用药治疗 CRBSI 复发性感染，即在不利用导管时，在导管腔内注入药物，并将药物保留在腔内。注入的药物包括抗菌药物（多选用万古霉素）和其他药物（如乙醇和重组组织纤溶酶原激活剂）。最近，一种包含枸橼酸钠、亚甲基蓝、对羟基苯甲酸甲酯和对羟基苯甲酸丙酯（C-MB-P）的新型药物在血液透析患者中显示出非常好的疗效。有关最佳药物和最合理适应证的研究正在进行中。

五、病例总结

感染痊愈后，患者被评估可重新造口透析。因上肢中央静脉不再适合透析，建议行股静脉 AVG。但是患者拒绝手术，继续进行导管透析。

推荐文献

Akoh JA. Vascular access infections: epidemiology, diagnosis, and management. Curr Infect Dis Rep 2011;13:324–332.

Fitzgibbons LN, Puls DL, Mackay K, Forrest GN. Management of gram-positive coccal bacteremia and hemodialysis. Am J Kidney Dis 2011;57:624–640.

Maki DG, Ash SR, Winger RK, Lavin P. A novel antimicrobial and antithrombotic lock solution for hemodialysis catheters: a multi-center, controlled, randomized trial. Crit Care Med 2011;39:613–620.

Patel PR, Kallen AJ, Arduino MJ. Epidemiology, surveillance, and prevention of bloodstream infections in hemodialysis patients. Am J Kidney Dis 2010;56:566–577.

Schild AF, Perez E, Gillaspie E, Seaver C, Livingstone J, Thibonnier A. Arteriovenous fistulae vs. arteriovenous grafts: a retrospective review of 1,700 consecutive vascular access cases. J Vasc Access. 2008;9:231–235.

（周　炯　译　马小军　审校）

第四章 皮肤、软组织及骨科感染

第一节 术后坏死性筋膜炎

Rebekah Moehring, Stephen Weber

一、初始病例介绍

患者，男，44岁，因突发恶心、呕吐被送到急诊，发热38.5℃，右上腹疼痛，超声显示胆囊肿大，实验室检查白细胞严重升高。对患者实施急诊开腹胆囊切除术，术中见胆囊未穿孔。术前一个小时患者使用了头孢唑林预防用药，术后在复苏室简短休息后，送回外科病房，进行镇痛和抗生素静脉输液。

第二天早晨，外科医生查房时，患者发热38.9℃，主诉手术部位疼痛，当时查看切口情况尚可。但是，三小时后，患者体温升到39.4℃，并伴有强直。主管护士通知了外科医生，患者手术切口出现了红斑，而3个小时前查体时并未发现，同时患者血压降至90/55mmHg，脉搏升至114次/分。

二、鉴别诊断和初始治疗

外科手术切口感染（SSI）是临床常见的医院感染。在美国，住院患者SSI发生率为2%~5%[1]。SSI临床表现多样，轻者为简单的表浅疏松结缔组织炎，重者为切口脓肿甚至深部器官感染[2]。该患者临床表现提示可能发生了严重的感染。腹部手术后48小时内即使没有感染存在，也会出现发热[2]，但是该患者体温很高，并伴有强直，白细胞明显升高，病情危重。同时，护士观察到患者手术部位红斑发展扩大迅速，且生命体征不稳定，警示可能发生了坏死性筋膜炎。

坏死性筋膜炎（necrotizing fasciitis，NF）是一种严重的皮肤软组织感染，致死率很高，死亡率约为30%～67%[3]。NF主要根据病原微生物和临床表现分为两种类型[3,4]。Ⅰ型NF占70%～80%，主要特征是多种细菌混合感染，通常与免疫功能低下，或腹部病变包括近期腹部手术有关[3,5]。Ⅱ型NF通常是一种微生物感染，其中最为严重、致死性最高的是革兰阳性细菌，尤其是A型溶血性链球菌（group A streptococci，GAS）产生的毒素。GAS NF特征是持续性、进行性的软组织坏死，伴随脓毒血症，约一半GAS NF会导致链球菌中毒性休克，致死率上升至67%[3]。

NF进展迅速，且不易确诊，因此临床医师应保持高度警戒，认真检查，及时诊断。表4.1列举了NF常见临床表现：全身性脓毒血症、皮肤红斑进展迅速、水肿、剧烈疼痛、大疱或水疱、皮下气肿、捻发音。不过这些临床表现不典型（仅10%～40%的病例出现上述症状），可单独出现也可几种共同表现，严重感染者症状出现的相对较晚[3,6,7]。NF早期临床表现不明显，医生常误诊为普通的术后切口蜂窝织炎或对敷料的过敏反应。实验室检查结果各异，但都符合全身性感染的症状（比如白细胞增多）。CT和核磁影像学检查对NF的诊断意义不大，因此，与其花时间做影像学检查，不如通过患者临床表现，尽早诊断，及时进行外科手术。X线平片显示患者皮下有产气厌氧菌感染产生的气体，但是如果无气体也不能除外NF[7]。

炎症部位取组织活检，有助于确诊深部严重感染，典型的病理表现是：筋膜层、血栓、坏死组织中可见聚集的病原体，中性粒细胞（PMN）渗出，有脉管炎发生。[3]GAS或金葡菌导致的NF，由于炎性细胞因子介导的破坏，中性粒细胞相对减少。由于病理诊断较耗时，只在不能确诊时进行，所以多数外科大夫还是选择做外科探查。[7]

表 4.1	坏死性筋膜炎管理四要素

早期诊断	· 临床诊断最为重要
	· 典型的临床表现（按从早到晚的顺序）
	  · 全身性脓毒症的迹象，伴或不伴休克
	  · 进展迅速
	  · 剧烈疼痛
	  · 皮肤红斑和水肿
	  · 紫色或深色大疱和水疱
	  · 捻发音（10%）和皮下气肿
	  · 病灶部位感觉丧失，麻木
	· 如果临床高度怀疑，不推荐用 CT 或 MRI 确诊
	· 延迟手术与高死亡率相关
	· 手术中能发现坏死的组织，证实诊断

手术控制	· **紧急手术清创坏死组织** · 在 24～48 小时内反复探查和清创 · 在控制坏死之前可能需要每日多次手术 · 只用抗生素死亡率接近 100%
抗生素	· 立即开展需氧革兰阳性菌、阴性菌和厌氧菌检测 · 使用**克林霉素**蛋白质合成抑制剂，特别是怀疑梭状芽胞杆菌或 A 型溶血性链球菌感染 · 在手术和血培养基础上进行靶向治疗
维持疗法	· 积极补液抗休克 · 需要 ICU 监护 · 使用升压药治疗链球菌或金黄色葡萄球菌中毒性休克综合征

三、病例介绍（续）

外科医生再次对患者进行检查发现，红斑进展迅速，比护士最后一次观察的范围又扩大了 3 厘米，触诊没有捻发音，但是皮肤发热、红肿、坚硬。患者身体僵直，低血压（82/52mmHg），心动过速（132 次/分），发热（40.2℃），嗜睡，昏迷状态；腹部弥漫性剧痛，右侧反跳痛。医生立刻通知手术室，准备实施剖腹探查和坏死组织清创术，同时使用万古霉素、克林霉素和头孢吡肟静脉输液，并通知了 ICU。

四、管理和讨论

及时实施手术能挽救 NF 患者生命；如果仅使用抗生素治疗，不能逆转 NF 进程，死亡率可达 100%。[7]首先，即便使用大剂量的抗生素，也不能充分灌注到坏死失活的组织；第二，仅仅杀灭或抑制细菌生长是不够的，因为很多 NF 是由病原体产生的毒素引起；第三，外科探查术能准确查明感染的范围，取到有诊断价值的标本，进行细菌学培养并确诊。手术医生需估计皮下坏死组织的范围，确保不破坏深部器官，同时进行需氧、厌氧细菌培养和药敏实验，根据结果合理选择抗生素。通常，初次手术 24~48 小时内，如行剖腹探查，充分清创，则可控制感染进展[6,7]。

本例患者抗生素的治疗方案合理。当微生物诊断不明确、患者病情严重时，需选择广谱抗生素治疗；等细菌培养结果出来后再做调整。虽然单独由耐甲氧西林的金黄色葡萄球菌（MRSA）引起的 NF 相对较少[8,9]，但因为 MRSA 是社区性和医院获得性皮肤软组织感染（SSTI）中常见致病菌，因此万古霉素是合适的选择。利奈唑胺或达托霉素也用来治疗耐药的金黄色葡萄球菌。第三代或四代头孢用来治疗医源性铜绿假单孢菌等革兰阴性杆菌感染。当厌氧菌为优势菌感染时，选择 β-内酰胺酶/重组 β-内酰胺酶抑制剂（如哌拉西林/他唑巴坦、替卡西林/克拉维酸）或碳青霉烯类药物[6]。

本例患者使用克林霉素不是治疗厌氧菌感染，而是预防胃肠道手术中潜在的细菌感染，它能抑制细菌蛋白质合成，减少毒素产生，在治疗 NF 和链球菌中毒休克综合征中广泛应用[6]。因此本方案联合使用克林霉素，阻断细菌毒素产生，减少介导休克的细胞因子产生，从而治疗感染[10,11]。虽然在动物模型和临床研究中证据有限，但是当革兰阳性细菌对大环内酯药物耐药时，还是要联合使用克林霉素和β-内酰胺类药物[6]。

NF患者术后需要安置在隔离病房，并通知感染控制小组。第一，实施接触隔离[14]。第二，一旦发生术后GAS NF，即使是一例，也需高度警惕，排查围手术期环境中可能的污染源，防止此类恶性感染再次发生[3,15]。曾经发生过GAS SSI暴发，与手术室工作人员急性咽炎或咽部定植菌相关，因此推荐对相关工作人员咽部取样并且去定植[3,15-17]。

目前，术后NF的发生尚无确定性危险因素，但是因其进展迅猛，病情凶险，外科医务人员要特别注意防止交叉感染。这次感染事件发生，再次警示了临床医师要规范操作规程，包括：严格遵守无菌操作技术、合理及时的围手术期预防用药、皮肤准备和手术间环境卫生学控制等，预防SSI的发生[1,2]。

五、病例总结

在手术中，外科医生发现患者腹壁皮下和筋膜层之间有大量黑色液体，皮下组织和筋膜坏死，尚未累及深部脏器；实施大面积清创术，切口保持开放直至愈合。病理检查发现大量革兰阳性链状细菌，术中组织培养和血培养均有GAS生长。第二天，再行探查清创术，然后转到ICU特护6天。患者的抗生素治疗，起初是联合使用克林霉素，然后逐步降级，直至控制了GAS感染。几周后患者出院，送往康复中心。

推荐文献

Anaya DA, Dellinger EP. Necrotizing soft-tissue infection: diagnosis and management. Clin Infect Dis 2007;44(5):705-710.

Morgan MS. Diagnosis and management of necrotising fasciitis: a multiparametric approach. J Hosp Infect 2010;75(4):249-257.

Stevens DL, Bisno AL, Chambers HF, et al. Practice guidelines for the diagnosis and management of skin and soft-tissue infections. Clin Infect Dis 2005;41(10):1373-1406.

参考文献

Anderson DJ, Kaye KS, Classen D, et al. Strategies to prevent surgical site infections in acute care hospitals. Infect Control Hosp Epidemiol 2008;29(Suppl 1):S51–61.

Mangram AJ, Horan TC, Pearson ML, Silver LC, Jarvis WR. Guideline for prevention of surgical site infection, 1999. Hospital Infection Control Practices Advisory Committee. Infect Control Hosp Epidemiol 1999;20(4):250–278; quiz 279–280.

Morgan MS. Diagnosis and management of necrotising fasciitis: a multiparametric approach. J Hosp Infect 2010;75(4):249–257.

Giuliano A, Lewis F, Jr., Hadley K, Blaisdell FW. Bacteriology of necrotizing fasciitis. Am J Surg 1977;134(1):52–57.

de Moya MA, del Carmen MG, Allain RM, Hirschberg RE, Shepard JA, Kradin RL. Case records of the Massachusetts General Hospital. Case 33–2009. A 35-year-old woman with fever, abdominal pain, and hypotension after cesarean section. NEJM 2009;361(17):1689–1697.

Stevens DL, Bisno AL, Chambers HF, et al. Practice guidelines for the diagnosis and management of skin and soft-tissue infections. Clin Infect Dis 2005;41(10):1373–1406.

Anaya DA, Dellinger EP. Necrotizing soft-tissue infection: diagnosis and management. Clin Infect Dis 2007;44(5):705–710.

Young LM, Price CS. Community-acquired methicillin-resistant Staphylococcus aureus emerging as an important cause of necrotizing fasciitis. Surg Infect (Larchmt) 2008;9(4):469–474.

Miller LG, Perdreau-Remington F, Rieg G, et al. Necrotizing fasciitis caused by community-associated methicillin-resistant Staphylococcus aureus in Los Angeles. NEJM 2005;352(14):1445–1453.

Eagle H. Experimental approach to the problem of treatment failure with penicillin. I. Group A streptococcal infection in mice. Am J Med 1952;13(4):389–399.

Stevens DL, Gibbons AE, Bergstrom R, Winn V. The Eagle effect revisited: efficacy of clindamycin, erythromycin, and penicillin in the treatment of streptococcal myositis. J Infect Dis 1988;158(1):23–28.

Zimbelman J, Palmer A, Todd J. Improved outcome of clindamycin compared with beta-lactam antibiotic treatment for invasive Streptococcus pyogenes infection. Pediatr Infect Dis J 1999;18(12):1096–1100.

Mulla ZD, Leaverton PE, Wiersma ST. Invasive group A streptococcal infections in Florida. South Med J 2003;96(10):968–973.

Siegel JD, Rhinehart E, Jackson M, Chiarello L. 2007 Guideline for Isolation Precautions: Preventing Transmission of Infectious Agents in Health Care Settings. Am J Infect Control 2007;35(10 Suppl 2):S65–164.

Prevention of invasive group A streptococcal disease among household contacts of case patients and among postpartum and postsurgical patients: recommendations from the Centers for Disease Control and Prevention. Clin Infect Dis 2002;35(8):950–959.

Ejlertsen T, Prag J, Pettersson E, Holmskov A. A 7-month outbreak of relapsing postpartum group A streptococcal infections linked to a nurse with atopic dermatitis. Scand J Infect Dis 2001;33(10):734–737.

Chan HT, Low J, Wilson L, Harris OC, Cheng AC, Athan E. Case cluster of necrotizing fasciitis and cellulitis associated with vein sclerotherapy. Emerg Infect Dis 2008;14(1):180–181.

（李　晨　译　张　通　审校）

第二节　医院内水痘、带状疱疹

Shephali H. Patel, Michael Y. Lin

一、初始病例介绍

患者，女，60岁，近期诊断为急性白血病，因身体不适，发热38.5℃，右侧胸部疼痛一天，逞带状分布，收入医院肿瘤科治疗。住院医师查体发现右侧胸部微红伴触痛，考虑为是因骨骼肌拉伤引起的疼痛，给予镇痛药对乙酰氨基酚。血液学检查结果提示，患者需住院进一步检查和化疗。但患者精神尚可，能在病房自由活动，与其他患者进行接触。

第二天，患者告诉护士右侧胸部仍有疼痛，进一步体检发现，疼痛的部位出现疱疹，有的清亮，有的浑浊，位于身体单侧T4和T5神经分布区，没有超过前正中线。

二、鉴别诊断和初步治疗

对于起病急伴发热、疱疹的患者，需要快速评估诊断。如果是传染病，还要防止交叉感染。该患者身上疱疹集簇，呈单侧分布。带状疱疹的诊断主要是根据病史和体检。如果诊断证据不充分，可对疱疹内的液体进行PCR实验、荧光抗体检查或病毒培养。不典型的带状疱疹临床表现与单纯疱疹病毒感染、毒藤接触性皮炎、A型链球菌性丹毒、大疱性脓疱病、坏死性筋膜炎相似。另外，接种牛痘和天花（理论上已消灭但为潜在的生化武器）也可引起疱疹，虽然这种情况极为罕见。天花与水痘的鉴别诊断详见表4.2。结合该患者的病史和体检结果，皮肤疼痛先于疱疹2~3天出现，主要考虑是由潜伏在患者体内的水痘-带状疱疹病毒（varicella zoster virus，VZV）再次激活后引起的带状疱疹。

表4.2 水痘与天花的鉴别诊断
水痘：无或仅有轻微的发热前驱症状
皮肤浅表疱疹（"像玫瑰花瓣上的露珠"）
疹子集簇性分布，丘疹，疱疹和结痂三种疹形并存
向心性分布：疹子集中于躯干部，头面部也可见，四肢末端稀少。偶见全身分布
疹子初始起于面部或躯干
手掌和脚掌罕见疹子
疹子快速发展：24小时内由斑疹→丘疹→疱疹→结痂
患者很少因此死亡
患者水痘或带状疱疹感染史不详
50%~80%患者在出疹前10~21天有水痘或带状疱疹暴露史
引自：http://www.bt.cdc.gov/agent/smallpox/diagnosis/

VZV属于疱疹病毒科[1]，约90%成人对其血清学反应阳性，其患病率和感染力很高。VZV感染后有两种临床症状：初次感染引起水痘，再次激活复发感染引起带状疱疹[2-4]。

水痘（VZV初次感染）发生在血清学阴性的个体，初次感染VZV，典型临床表现是发热、播散性水疱疹，第2~4天出现皮疹，第6天结痂。在1995年FDA批准使用水痘疫苗前，水痘是儿童常见病，约90%的美国儿童在13岁前感染过水痘病毒。目前，包括美国在内的许多发达国家，儿童需要常规接种水痘疫苗。

带状疱疹（VZV再次激活）发生在曾经感染过水痘的个体。典型临床表现是皮肤节段性分布的剧烈疼痛，老年人对VZV免疫力低下；疱疹3~5天，整个病程持续10~14天，有的患者还伴有头痛、发热或疲劳。

虽然水痘或带状疱疹病程呈自限性，但是如果发生在医院易感人群中，可能引起严重后果[5]。易感成人（尤其是吸烟者和孕妇）感染水痘后比儿童更易发展成肺炎。免疫功能低下的患者感染，可引起严重的并发症，如脑炎、肺炎、肝炎或继发皮肤软组织感染[6]。孕妇VZV阳性引起的水痘感染（非带状疱疹）对胎儿有两个不良后果：先天性水痘或围生期水痘。先天性水痘会导致胎儿畸形，其发病率小于2%，多发生在孕程前半段（前20周）。孕妇围生期水痘会导致新生儿感染 VZV 病毒，新生儿水痘致死率高达30%。（大多数新生儿在母亲生产时，都能经胎盘获得对 VZV 的免疫力，在前6个月内对水痘不易感）。

三、病例介绍（续）

实验室检查患者疱疹内液体标本，VZV-PCR 实验阳性。在确诊前，患者没有实施接触隔离和空气隔离措施，而且与其他几个患者和护理人员都有直接接触，有一个护士是初次怀孕，处于孕期第三个月。

四、处理及讨论

VZV 病毒传播方式为皮肤直接接触，吸入疱疹病毒颗粒气溶胶或呼吸道分泌物[7]。病毒在体外环境中不能生存，对有机溶剂敏感。

VZV 病毒经上呼吸道感染，在单核 - 吞噬细胞系统内复制，而后进入血液循环系统。水痘的潜伏期时间较长，为8~21天，平均14天，因此，需要早期进行血清学诊断，尽早开展暴露后预防。

水痘患者在出疹前1~2天至出疹后5天都具有传染性，免疫力低下的水痘患者传染时间较长。水痘传染性极强，家庭续发率达到85%。带状疱疹可造成接触感染，传染性大概为水痘的1/3，传染时间为开始出疹到出疹结束皮肤结痂，疱疹部位覆盖医用敷料能减低其传播。如果不相邻的皮节发生带状疱疹或内脏带状疱疹则传染性更强，免疫功能低下的带状疱疹患者传染性也较强。

患者感染 VZV 病毒，需要执行严格的隔离措施。水痘，传染性的带状疱疹，免疫力低下的皮肤带状疱疹患者要注意接触隔离和空气隔离，外人进入患者病房应当穿隔离衣，戴 N-95 口罩和手套。个人对 VZV 有免疫力的话可以不戴 N-95 口罩，但是在免疫力不明的情况下，还是要采取空气隔离的措施，患者应当安置在与公共走廊相邻的负压病房。免疫力正常的非传染性的带状疱疹患者，实施接触隔离，疱疹部位覆盖医用敷料（表4.3）。

表4.3　VZV 病毒感染医院隔离措施

感染情况	隔离措施
水痘（VZV 初次感染）	接触隔离和空气隔离
带状疱疹（VZV 再次激活）	
免疫功能正常，局部疾病	接触隔离
免疫功能正常，传染性[a]	接触隔离和空气隔离
免疫功能低下	接触隔离和空气隔离

[a] 传染性带状疱疹是指两个或两个以上的不相邻的皮节发生带状疱疹，或者内脏带状疱疹

据报道，免疫功能正常的 VZV 患者可经空气传播引发医院内水痘感染暴发，因此仅实施接触隔离还不够，还需实施空气隔离。因此，有些医院，对所有带状疱疹患者实施空气隔离和接触隔离，包括免疫功能正常的 VZV 患者[7]。

病房一旦发生 VZV 暴露，感染控制小组应迅速启动暴露评估，对在同一病房或近距离接触过原发病例，而没有采取空气隔离措施的患者、医务人员和探视人员进行暴露感染评估。有过 VZV 感染史（得过水痘，带状疱疹或接种疫苗）的人通常有免疫力，不需进一步检查。护工在聘用时，就应当进行过 VZV 抗体检查。如果患者或护工暴露后血清学情况不明，应尽快进行 VZV 检查。

暴露后易感人员需进行暴露后预防[8]，在接触 VZV5天内进行主动免疫，接种水痘疫苗，防治继发感染，减轻临床症状。高风险人群，如免疫抑制的患者、孕妇、

母亲围生期（生产前 5 天至生后 48 小时内）感染水痘的新生儿，需要在 VZV 暴露 96 小时内进行高水平 VZV 免疫球蛋白（如加拿大温尼伯 Cangene 公司生产的 VariZIG）治疗。如果没有 VariZIG，也可以使用 IVIG。另外，可以口服抗病毒药阿昔洛韦作为预防用药，虽然其效果和最佳剂量还不是很明确。

暴露后的易感人员需要在暴露后第 8～21 天接受医学观察，接受 VZV 免疫球蛋白注射者，在暴露后第 8～28 天接受医学观察，（因为免疫球蛋白会延迟疾病发作）[8]。实施医学观察期间，需对隔离者实施接触空气隔离，如果有水痘发生，再实施隔离措施。暴露后的护工需要放假进行医学观察。

水痘和带状疱疹的治疗原则是早期治疗，减少并发症，改善症状，缩短病程，减低传染性。抗病毒药阿昔洛韦既可口服也可静脉使用，Val 阿昔洛韦是吸收效果更好的口服制剂。肾功能不全时，使用这两种药物需要调整剂量。

感染水痘后，儿童可能发生皮肤和肺部并发症，青少年和成人亦可出现，因此，出现症状后 24 小时内要进行抗病毒治疗，以减少并发症发生[3]。2～16 岁健康的儿童，口服抗病毒药物 20mg/kg，每天 4 次，一天内最大剂量为 800 mg，连续 5 天；健康的青少年和成人，每天 5 次口服阿昔洛韦 800mg，连续 5～7 天。免疫功能缺陷的水痘患者，自出现症状后需要静脉注射阿昔洛韦（每 8 小时 10mg/kg，连续 7 天），以减少并发症。

带状疱疹患者治疗原则是促进康复，防止带状疱疹后遗神经痛发生，治疗方法与水痘类似，只是疗程稍长为 7～10 天，用口服伐昔洛韦替代阿昔洛韦。免疫功能缺陷的传染性带状疱疹患者，需要静脉注射阿昔洛韦，有局部疾病的患者需要口服或者静脉注射抗病毒药物治疗。

五、病例总结

本例患者诊断为带状疱疹，但是因其患有白血病，免疫功能缺陷，故对其实施空气隔离和接触隔离，静脉注射阿昔洛韦治疗。感染控制小组调查到有 3 个患者、2 个护士（其中一名为孕妇）与该患者有直接接触，这 3 个患者的 VZV 感染史不详，于是做了相关血清学检查，其中两个是易感者。对这两个易感者实施空气隔离，其中一个免疫正常，在暴露后第 8～21 天接受了医学观察，另一个免疫低下患者接受 VariZIG，在第 8～28 天接受医学观察。怀孕的护士血液检查结果显示，对 VZV 病毒有抵抗力，可以继续工作；另一个护士血清学检查 VZV 抗体阴性，在暴露后第 3 天接种了水痘疫苗，在第 8～21 天休假。所有接触者未发生继发水痘感染。

参考文献

Arvin AM. Varicella-zoster virus. Clin Microbiol Rev 1996;9(3):361–381.

Gnann JW Jr, Whitley RJ. Clinical practice. Herpes zoster. NEJM 2002; 347(5):340–346.

Whitley RJ. Varicella-Zoster Virus. In: Mandell GL, Bennett JE, Dolin R, eds. Principles and practice of infectious diseases. Philadelphia: Churchill Livingstone, 2010:1963–1969.

Straus SE, Ostrove JM, Inchauspe G, et al. NIH conference. Varicella-zoster virus infections. Biology, natural history, treatment, and prevention. Ann Intern Med 1988;108(2):221–237.

Gnann JW, Jr. Varicella-zoster virus: atypical presentations and unusual complications. J Infect Dis 2002;186(Suppl 1):S91–98.

Feldman S, Hughes WT, Daniel CB. Varicella in children with cancer: Seventy-seven cases. Pediatrics 1975;56(3):388–397.

Weber DJ, Rutala WA, Hamilton H. Prevention and control of varicella-zoster infections in healthcare facilities. Infect Control Hosp Epidemiol 1996;17(10):694–705.

Siegel JD, Rhinehart E, Jackson M, Chiarello L. 2007 Guideline for isolation precautions: preventing transmission of infectious agents in health care settings. Am J Infect Control 2007;35(10 Suppl 2):S65–164.

（李　晨　译　张　通　审校）

第三节 医院内疥疮、臭虫等侵扰

Maureen Bolon

一、初始病历介绍

患者，女，67岁，来自护理院，因充血性心衰被收入院，接受强化利尿治疗。入院第三天早上查房时，患者运动性呼吸困难和端坐呼吸的症状有所改善，但是她要求用药缓解身上的瘙痒。进一步询问，得知患者的瘙痒症状已经持续数周，范围主要是双手、腕部及双侧腋下，患者常因皮肤剧烈瘙痒夜间难寐。通过对其皮肤进行检查，发现患者上肢和腋下表皮有抓痕，腋下有些许红色丘疹，右侧腕部皮肤表面下方有少许灰色隧道。医生在医嘱单上没有写明引起瘙痒的原因，开了口服抗组胺药治疗瘙痒并请皮肤科大夫会诊。

二、鉴别诊断及初步治疗

引起住院患者疹痒的原因有很多，但结合此病例的特点，临床医师考虑是疥疮。夜间强烈的瘙痒是疥疮的典型症状，常发生在护理院这样的机构群体，本患者亦是如此。皮疹的表现各异，最常见的是灰色线性遂道长达一厘米色素线，红斑性丘疹或结节。病变通常发生在指缝、手腕、手肘、腋下、乳房、脐周区、会阴部、臀部和膝盖。

疥疮病原体为疥螨，是一种肉眼观察不到的卵圆形节肢动物，人类是其主要宿主，雌螨通过隧道入角质层产卵，产生特征性的疥疮病灶。确诊疥疮需要在显微镜下观察皮损，找到疥虫、疥虫粪便或虫卵。通常在丘疹或结节中找不到疥螨，因为这些刺激症状是由于宿主的过敏反应引起。疥螨不会通过叮咬传播其他传染病，但是皮肤被抓破溃后，容易造成A组链球菌或金黄色葡萄球菌继发性细菌感染。

痂皮性疥疮（又称挪威疥疮）是一种严重的危及生命的疥疮，通常发生于免疫功能低下的患者。皮肤损害表现为厚的鳞屑性斑块，可发生在身体的任何部位（图4.1），同时可伴有淋巴结肿大，嗜酸性粒细胞增多，需注意的是：瘙痒并不是痂皮性疥疮的主要症状。如不能成功杀死疥螨，患者遭受巨大的痛苦。痂皮性疥疮的患者可能寄居有多达几百万只螨虫，而普通疥疮只有十至十二只螨虫。怀疑痂皮性疥疮的患者，应及时住院治疗。

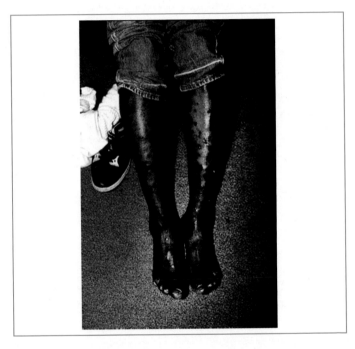

图4.1 一名 HIV 感染者痂皮性疥疮

床虱，也称温带臭虫，最近在发达国家有抬头的趋势，成为关注的焦点。臭虫夜间咬人，引起像疥疮般的痒疹。臭虫叮咬和疥疮感染的患者多生活在拥挤的生活环境或群体居住的机构。这些害虫的侵扰也存在许多差异（表4.4）。与极小的疥螨不同，温带臭虫是一种肉眼可见的红褐色节肢动物。臭虫不寄宿于人体，而是活动于人们周围的环境中，夜间出没，吸取熟睡人的血液，作为其主要食物来源，然后返回家具和墙壁的微小裂缝中。臭虫叮咬类似于其他蚊虫叮咬：表现为直径 2～5 毫米的红斑性丘疹或斑点，伴瘙痒，免疫反应强的患者可能出现大风团。在暴露的皮肤上，随着臭虫的移动，其叮咬呈直线或曲线分布。虽然叮咬可引起继发性细菌感染，但是尚不能证实臭虫能传播传染病。诊断臭虫感染，除了皮疹的表现，最好能在患者的家庭环境中找到证据，包括找到臭虫，其排泄物或床垫和床单上的血斑。床附近的裂缝，如弹簧床垫、床架、床头板、踢脚板或相框都能显示臭虫活动的迹象。

表 4.4　疥疮和臭虫侵扰特点比较

特性	疥疮	床虱
病原体	疥螨	温带臭虫
形态描述	卵圆形，分前部和背腹部，大小约 0.3～0.4mm	红褐色，平坦，无翅的节肢动物，大小约 4～7mm
居住环境	人体寄生虫	人类居住环境、蝙蝠巢或鸟巢
生存周期	30～60 天	6～12 月
耐饿时间	2～3 天	12 月到 2 年（在寒冷环境耐饿时间更长）
传播方式	普通疥疮：皮肤直接接触 15～20 分钟 痂皮性疥疮：直接接触或者通过感染皮肤鳞屑脱落进入环境传播	主动传播：臭虫在室内短距离（5～20 英尺）行走寻找血液进食 被动传播：通过附着于人的行李、衣服或家具能长距离行走
人类疾病的载体	无	无

表4.4（续）

两者的临床表现比较

典型皮疹	极度瘙痒的线性隧道伴一端珍珠样水疱 紫色瘙痒的丘疹结节	2～5mm 瘙痒的斑点或丘疹线在叮咬处可有血性色斑
不常见皮疹	痂皮性疥疮：角化的皮肤似牛皮癣，痂皮化斑块通常涉及指甲	水泡几厘米大小，紫癜，大疱，水疱病变
叮咬部位	指缝，屈肌表面，胸部，腰线，外阴部	睡觉时暴露在外的皮肤
伴随症状	淋巴结病变，嗜酸性粒细胞增多（痂皮性疥疮）	贫血，哮喘，过敏反应（均少见）

三、病例介绍（续）

皮肤科医生进行会诊，检查了患者一处挠伤的皮肤，证实是疥疮感染。然后把患者安排在隔离病房，外用氯菊酯霜，直至治愈。患者获准返回护理院之前，主要由其女儿看护，因此其家庭成员也要进行疥疮检测。患者在确诊疥疮前，由几名内科病房护士负责照料，因此，也要进行相关检查。

四、处理及讨论

氯菊酯是治疗疥疮最有效的外用制剂，用药方式为5%的霜剂，涂于皮肤表面，8～12 小时后清洗，相同的剂量使用一周。氯菊酯作用于疥螨的钠离子通道，造成其瘫痪和死亡，对人毒性很小，副作用是皮肤发炎。治疗4 周后，应重新评估患者，以确保消灭螨虫。

口服药物伊维菌素是另一种治疗方法，在发展中国家，该药广泛用于治疗寄生虫病，对疥螨也有效。伊维菌素比其他外用药药效轻缓，主要用于辅助治疗痂皮性疥疮，也可用于治疗接触疥疮的人群。口服剂量为 200 毫克，连续用药 14 天，杀死那些可能在初始剂量后孵出的螨虫。

众所周知，疥疮感染可在家庭成员或医疗卫生机构内接触传播，因此要注意与原发病例长时间密切接触的个体的评估和治疗。另外，普通疥疮和痂皮性疥疮的显著区别是，后者接触感染风险很高。普通疥疮的传播，需要长时间肌肤接触，因为疥螨穿透人体皮肤需要几分钟的时间；相比之下，痂皮性疥疮通过日常接触即可传播。此外，从痂皮性疥疮病例来看，大量螨虫进入环境中，通过污染的衣服、床褥、家具等传播。有报道称在痂皮性疥疮未被确诊时，医疗卫生机构患者和护理人员曾出现过感染暴发。与原发病例有过接触的人员，均需外用或口服药物治疗（最好同时治疗患者和接触者，预防再次感染），同时，需要对患者贴标识，对病房实施环境消毒。对于需要手术治疗的疥疮患者，执行接触隔离措施（隔离衣和手套），术后对手术室进行彻底清洗消毒。

臭虫不侵入人体，而是生活在人们周边环境，因此臭虫叮咬后，不需要进行特殊治疗，通常采用外用皮质激素和口服抗组胺药来对症治疗瘙痒。对皮肤抓挠伤明显的患者，则防止继发细菌性感染。臭虫传播疾病的概率极小。但是，患者从家里带来的行李等物品，需要彻底检查，病房环境需清洁消毒，以防院内滋生。医院患者服和床单以平常的方式清洗。在家庭环境中，最好请虫害治理中心进行臭虫根除。

五、病例总结

患者接受菊酯霜剂治疗 7 天后，患者仍述持续发痒。由于没有疥疮再次侵扰的证据，一般认为持续瘙痒是由于机体产生了免疫应答，这种应答能引起瘙痒的症状，并会逐渐消退。患者家属，密切接触的两个护士和三个护工接受了预防性菊酯治疗。患者衣物和床上用品都已清洗干净，不能清洗的物品，存储在防渗的塑料袋中密闭10天，以确保疥螨死亡。医生通知患者入院前居住的护理院，存在疥螨滋生的风险，应进行相关调查。在随后几个星期，医院内无新发疥疮患者。

推荐文献

Bouvresse S, Chosidow O. Scabies in healthcare settings. Curr Opin Infect Dis 2010;23:111–118.

Goddard J, deShazo R. Bed bugs (*Cimex lectularius*) and clinical consequences of their bites. JAMA 2009;301:1358–1366.

Delaunay P, Blanc V, Del Giudice P, et al. Bedbugs and infectious diseases. Clin Infect Dis 2011;52:200–210.

Hicks MI, Elston DM. Scabies. Dermatol Ther 2009;22:279–92.

Strong M, Johnstone PW. Interventions for treating scabies. Cochrane Database Syst Rev 2007:CD000320.

（李　晨　译　张　通　审校）

第四节 人工关节感染

Evgenia Kagan, Camelia Marculescu

一、病例介绍

患者，男，58岁，患有肥胖症、Ⅱ型糖尿病、复发性毛囊炎，入院前2个月曾因骨关节炎接受右侧全膝关节置换术。术后初期，患者情况尚可，但拆线时发现有局部血肿。术后3周，患者突然出现膝关节肿胀，高热至101℉（38.3℃），并伴有疼痛。患者最初就诊于他的家庭医生，接受头孢氨苄治疗10天后，症状稍有缓解。但是，患者还是因为手术部位膝关节肿胀、渗血去医院就诊。膝关节平片显示：关节腔内假体处少量渗液。实验室检查：外周血白细胞正常，血沉（ESR）55mm/h，低敏C反应蛋白（CRP）2.3mg/dl，关节腔渗出液白细胞达到43000，中性粒细胞93%。革兰染色未查到微生物，初步细菌培养阴性。

二、鉴别诊断和初步治疗

近几十年，每年接受关节置换术的患者数目递增，据估计至2030年接受全膝关节置换术的患者总数将达348万。人工关节置换一旦发生感染可导致关节功能减退，甚至死亡。初次关节置换术后感染率为：髋关节和肩关节置换低于1%，膝关节置换低于2%，肘关节置换术后低于9%；人工关节翻修术患者，感染率高达20%。

人工关节感染（prosthetic joint infection，PJI）的危险因素包括类风湿关节炎、银屑病、免疫抑制性疾病、类固醇治疗者、营养不良、肥胖、糖尿病以及高龄（≥70岁）等。与对照组相比，恶性肿瘤、有关节成形术史的患者PJI风险增加。另外，糖尿病和肥胖也是其危险因素。

围手术期手术切口的微生物，可由远处感染灶经血液播散而来，也可来源于邻近感染灶。感染可表现为浅表的疏松结缔组织炎、脓肿或者深部感染。根据关节置换术后出现的症状，PJI分为三种情况：术后急性感染（发生于术后3个月内），通常是由高致病菌引起，比如金黄色葡萄球菌、革兰阴性杆菌；术后迟发性感染（发生于术后3～24个月），通常由低致病菌引起，比如凝固酶阴性的葡萄球菌或痤疮丙酸杆菌；晚期血源性感染（术后24个月后），主要由远处感染灶经血播散所致。如果术后几周内，突发高热、关节疼痛、关节积液以及置换部位皮肤红斑、皮温增高则提示早期感染。

感染后，会发生严重的疏松结缔组织炎以及伴有脓性分泌物的窦道。术后迟发性感染型患者，症状常不典型，可表现为置换关节松动和（或）置换关节处持续疼痛，很难判断是否为术中感染所致。因此，要结合术前及术中检查，作出正确诊断。即使发生了感染，外周血白细胞分类计数仍可能正常。术后CRP通常升高，几周内恢复正常。因此要连续重复检测，其结果比单次检测更具有临床意义。

关节腔滑液分析是区分术后感染和术中感染的快速、简单、准确的方法。值得注意的是，与化脓性关节炎症相比，人工关节感染患者的白细胞计数和分类明显低很多。无关节炎症时，如果关节腔滑液白细胞计数超过$17 \times 10^9/L$或中性粒细胞比例超过65%，那么判断发生感染的敏感性分别为94%和97%，特异性分别是88%和98%。关节腔滑液穿刺显示白细胞计数明显增高，其中以中性粒细胞增高为主。

（一）组织病理学诊断

在400倍显微镜下观察送检组织，每高倍镜视野发现1～10个或更多的中性粒细胞，则提示感染发生，其敏感性大于80%，特异性大于90%，并且可信度很高。

（二）微生物学诊断

关节腔滑液和置换关节周围组织革兰染色具有较高的特异性（>97%），但是敏感度低（<26%），其阴性

结果并不可靠，对 PJI 的诊断价值不大。假体周围组织培养是检查病原菌的可靠方法，关节腔滑液细菌培养的阳性率在45%～100%。术中至少要取三次组织样本进行培养，注意避免选取浅表伤口或窦道培养，因为这些部位会受邻近皮肤微生物菌落污染，其细菌培养结果往往呈假阳性。前期曾使用过抗生素，细菌对培养条件要求苛刻，培养基不合适或标本送到实验室时间过长，都会造成细菌培养结果假阴性。感染程度低的病例（仅表现为置换关节松动和持续疼痛，而无全身和局部感染症状），必须确保组织送检前停用抗生素治疗至少2周。

（三）影像学诊断

平片对感染诊断具有临床意义，尤其是用于关节置换术后连续检查对比。关节假体松动、新生骨膜、窦道形成是感染的特异性表现（图4-2）。然而，即使无感染发生，也可能会发生关节假体移位和周围骨溶解。关

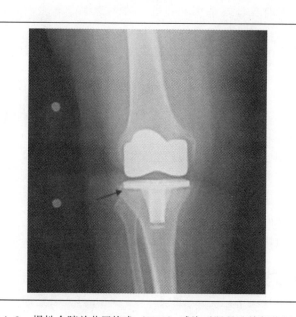

图4.2　慢性全膝关节置换术（TKA）感染后胫骨连接部位松动

（文献出处：Yoshikawa T, Norman D. Infectious disease in the aging: a clinical handbook, 2nd ed. New York: Humana Press, 2009.）

节造影有助于发现置换关节的松动、类囊腔和脓肿形成。

在一些研究中，诊断感染必须至少符合以下一条标准：①关节滑液或假体周围组织两次或两次以上培养得到相同的微生物；②移植部位有脓性滑液；③假体周围组织组织病理活检呈急性炎症反应；④有连接关节假体的窦道形成。

三、病例介绍（续）

患者在手术室接受膝关节清创术，保留假体并更换聚乙烯衬垫。术中假体周围组织三次培养均为耐甲氧西林葡萄球菌（MRSA），万古霉素 MIC 值为 1mcg/ml，该菌株耐红霉素、莫西沙星、复方新诺明、克林霉素、四环素、利奈唑胺、达托霉素。

静脉联合应用万古霉素和利福平 6 周，接下来口服复方新诺明加利福平治疗 14 周，患者成功治愈。使用万古霉素时，需要掌握其剂量参数，针对特异性感染和病原菌选择合适的最低剂量治疗。临床医师要密切关注万古霉素的细菌敏感性、疗效和毒性。万古霉素血清浓度应大于 10mg/L，以防止发生耐药，最小抑菌浓度（MIC）是 1mg/L 或更高时，推荐其血清浓度为 15～20mg/L。

四、管理

联合长期应用抗菌药物治疗与彻底的清创术，是成功治疗 PJI 的关键，其目标是治愈感染、改善功能。只采取一种措施可导致患者发生术中或术后并发症，一旦发生，往往需要终身使用抗生素控制感染。

可以采用不同的手术方式：保留假体关节清创术；单阶段置换术（取出感染的假体，同时植入新的假体）；双阶段置换（切除成形术和延迟再植）；切除关节成形术伴或不伴关节融合术；截肢。Zimmerli 等人研究出一套治疗 PJI 流程，并得到了认证，其整体成功率超过 80%（图 4.3 和图 4.4）。

医生应根据病原体药敏实验结果选择抗生素。在极

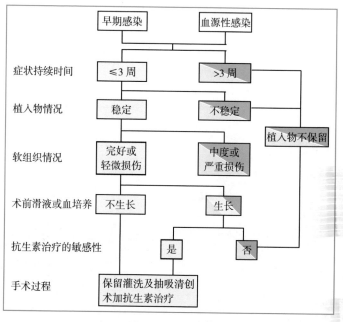

图4.3 人工关节相关早期感染或血行感染的治疗流程

　　该流程适用于治疗各种类型的关节置换术患者，但是在髋关节和膝关节置换术中应用最为频繁。

　　（文献出处：Zimmerli W. Trampuz A, Ochsner PE. Prosthetic-joint infections. NEJM 2004；351：1645 – 1654.）

少数情况下，如：人工关节感染（PJI）患者发生脓毒血症、复杂的软组织感染或有其他不宜等待细菌培养药敏结果的情况时，方可经验用药。通常手术取标本进行细菌培养前10~14天，应停用抗生素治疗，以确保有足够的微生物生长。利福平通过作用于细菌表面，减慢其生长速度并产生生物膜，有效的控制金黄色葡萄球菌感染；但是，因其迅速产生耐药性，故不能单独使用。抗生素治疗的建议详见表4 – 5。

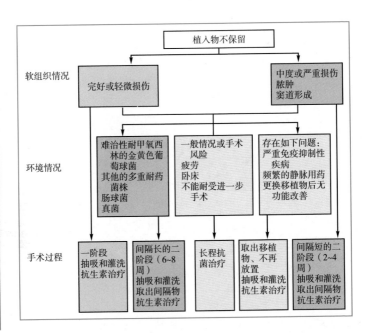

図 4.4 患者发生感染不适合保留植入物的治疗流程

该流程适用于如下患者：髋关节术后，有迟发或晚期感染症状者，病程超过 3 周；髋关节术后，发生迟发或晚期感染和难治性的微生物所致的严重的软组织感染、其他严重的疾病。在膝关节假体关节置换术患者中，如果软组织是完整的或者仅发生轻微损伤，可能发生一阶段变化（绿框内容）。如果患者合并软组织感染或者有难治性微生物，更倾向于发生二阶段变化（蓝框内容）。如果软组织完好或只有轻微的损坏，只需进行一阶段治疗（绿色框）。患者软组织损伤或合并难治性微生物感染，那么需要二阶段治疗（蓝色框）。对于严重免疫功能低下的患者，频繁静脉用药或更换移植物后无功能改善的患者，需要永久性移植物或关节融合术（灰色框）。

（参考文献：Zimmerli W. Trampuz A. Ochsner PE. Prosthetic-joint infections. NEJM 2004；351：1645 – 1654）

表4-5 成人 PJI 患者抗生素治疗推荐用药[a]

微生物种类	首选药物	二线用药
甲氧西林敏感的葡萄球菌	萘夫西林钠 1.5~2g iv q4h 或头孢唑林 1~2g iv q8h	万古霉素 15mg/kg iv q12h 或左氧氟沙星 500~750mg po 或 iv q24h + 利福平 300~450mg po q12h[b]
耐甲氧西林的葡萄球菌	万古霉素 15mg/kg iv q12h	利奈唑胺 600mg po 或 iv q12h 或左氧氟沙星 500~750mg po 或 iv q24h + 利福平 300~450mg po q12h[b]
肠球菌 青霉素敏感[c]	水溶性青霉素 G 20~24 百万 U iv q24h 持续应用，或分六次使用或氨苄西林钠 12g iv q24h 持续应用或分六次使用	万古霉素 15mg/kg iv q12h
肠球菌 耐青霉素[c]	万古霉素 15mg/kg iv q12h	利奈唑胺 600mg po 或 iv q12h
铜绿假单胞菌[d]	头孢吡肟 1~2g iv q12h 或美罗培南 1g iv q8h 或亚胺培南 500mg iv q6~8h	环丙沙星 750mg po 或 400mg iv q12h 或头孢他定 2g iv q8h
肠杆菌属	美罗培南 1g iv q8h 或亚胺培南 500mg iv q6~8h	头孢吡肟 1~2g iv q12h 或环丙沙星 750mg po 或 400mg iv q12h
β-溶血性链球菌	水溶性青霉素 G 20~24 百万 U iv q24h 持续应用，或分六次使用头孢曲松 1~2g iv q24h	万古霉素 15mg/kg iv q12h
痤疮丙酸杆菌和棒状杆菌	水溶性青霉素 G 20~24 百万 U iv q24h 持续应用，或分六次使用或头孢曲松 1~2g iv q24h 或万古霉素 15mg/kg iv q12h	克林霉素 600~900mg iv q8 mg h

a 剂量基于正常的肾功能和肝功；存在肝、肾功能损害时，需要调整药物剂量。建议进行药敏实验以明确有无过敏史。
b 左氧氟沙星和利福平联合使用适用于患者清创保留移植物的情况。如果机体对左氧氟沙星敏感，可以使用该药替代复方新诺明或米诺环素。利福平静脉注射治疗也可以用于处理 PJI 清创和保留。
c 可以联合并使用氨基糖苷类药物。使用时注意事项与治疗肠球菌性心内膜炎类似。
d 可以联合并使用氨基糖苷类。
修订标准：Sia IG, Berbari EF, Karchmer AW. Prosthetic joint infections. Infect Dis Clin North Am2005；19（4）：885-814.

本例患者从假体周围组织分离出耐甲氧西林的金黄色葡萄球菌 MRSA。万古霉素是治疗此类感染的首选药物，但是，使用万古霉素治疗人工关节 MRSA 感染的成功率与万古霉素最低抑菌浓度（MIC）成反比。对于 MRSA 菌血症，万古霉素最低抑菌浓度（MICs）小于 0.5 $\mu g/ml$ 时，55.6% 患者可以成功治愈；但 MICs 较高（$>1 \sim 2\mu g/ml$）时，治愈率低很多，有报道称低于 10%。治疗肌肉骨骼感染时，万古霉素最低抑菌浓度（MICs）会增高，具体影响机制尚不清楚。有活性对抗 MRSA 的抗菌药物还包括：利奈唑胺、达托霉素、复方新诺明或替加环素。人工关节感染治疗时间尚无统一标准，Zimmerli 等人建议人工髋关节感染者药物治疗的时间是 3 个月，人工膝关节感染者治疗的时间为 6 个月。

总之，治疗 PJI，须综合考虑感染类型、细菌毒力、抗菌药物敏感性及其副作用、替代方法和宿主条件。同时，感染专家和骨科医生应通力协助，共同抗击感染。

五、PJI 预防

过去十年里，为防止 MRSA 传播，制定了一系列的感染控制措施，包括：①使用系统化和行为学干预手段，促进感染控制；②强化手卫生管理和环境消毒；③患者入院 48 小时内，主动其监测鼻前庭和开放性伤口的 MRSA 定植情况，以便采取接触隔离；④MRSA 去定植（莫匹罗星和洗必泰洗鼻）。

围手术期预防使用抗生素，能有效降低切口感染。头孢唑林能显著降低 PJI 风险，头孢呋辛也可作为预防用药。对于 β-内酰胺类或头孢菌素过敏者，推荐使用万古霉素或克林霉素进行预防。有下列情况存在时也推荐万古霉素预防用药：MRSA 感染暴发时，手术部位 MRSA 感染有流行趋势时，高风险患者如糖尿病以及放入置入物等操作。

除了安置抗菌骨水泥等措施外，还有一些预防手术部位感染的相关策略，包括：糖尿病患者术前控制血糖水平；尽可能减少免疫抑制药物使用；肥胖患者，围手术期要适量使用抗生素。

六、病例总结

术后进行了为期 6 个月的随访，患者状态良好，没有再发生感染，并且人工关节功能良好。

推荐文献

Atkins BL, Athanasou N, Deeks JJ, et al. Prospective evaluation of criteria for micro-biological diagnosis of prosthetic-joint infection at revision arthroplasty. J Clin Microbiol 1998;36:2932–2939.

Berbari EF, Hanssen AD, Duffy MC, Steckelberg JM, Ilstrup DM, Harmsen WS, et al. Risk factors for prosthetic joint infections: case control study. Clin Infect Dis 1998; 27(5):1247–1254.

Lentino JR. Prosthetic joint infections: bane of orthopedists, challenge for infectious disease specialists. Clin Infect Dis 2003;36(9):1157–1161.

Marculescu CE, Berbari EF, Hanssen AD, Steckelberg JM, Harmsen SW, Mandrekar JN, et al. Outcome of prosthetic joint infections treated with debridement and retention of components. Clin Infect Dis 2006;42(4):471–478.

Osmon DR, Hanssen AD, Patel R . Prosthetic joint infection: Criteria for future definitions. Clin Orthop Relat Res 2005;437:89–90.

Sakoulas G, Moise-Broder PA, Schentag J, Forrest A, Moellering RC Jr., Eliopoulos GM. Relationship of MIC and bactericidal activity to efficacy of vancomycin for treatment of methicillin-resistant Staphylococcus aureus bacteremia. J Clin Microbiol 2004;42(6):2398–2402.

Sia IG , Berbari EF , Karchmer AW. Prosthetic joint infections. Infect Dis Clin North Am 2005;19(4):885–914.

Steckelberg JM, Osmon DR. Prosthetic joint infection. In: Bisno AL, Waldvogel FA, eds. Infections associiated with indwelling medical devices, 3rd ed. Washington, DC: American Society of Microbioly, 2000:173–209.

Trampuz A, Hanssen AD, Osmon DR, Mandrekar J, Steckelberg JM, Patel R. Synovial fluid leukocyte count and differential for the diagnosis of prosthetic knee infection. Am J Med 2004; 117:556–562.

Trampuz A, Steckelberg JM, Osmon DR, Cockerill FR, Hanssen AD, Patel R. Advances in the laboratory diagnosis of prosthetic joint infection. Rev Med Microbiol 2003;14:1–14.

Trampuz A, Zimmerli W. Prosthetic joint infections: update in diagnosis and treatment. Swiss Med Wkly 2005;135(17–18):243–251.

Zimmerli W, Trampuz A, Ochsner PE. Prosthetic-joint infections. NEJM 2004;351:1645–1654.

（李 晨 译 张 通 审校）

第五章　消化道及腹腔感染

第一节　医疗卫生机构相关性难辨梭状芽胞杆菌感染

Carlene A. Muto

一、病例介绍

患者为 84 岁老年女性，因腹泻两天急诊入院。一个月前，她被诊断为由化脓性链球菌导致的左下肢坏死性筋膜炎，需要接受多次清创手术以及静脉注射萘夫西林和克林霉素。克林霉素停药 1 周后，她又使用了 2 周萘夫西林。向患者询问病史，得知其每天约有 10 次水样便，伴腹部压痛及恶心，但无呕吐。患者自感发热，否认体重减轻以及便血。患者否认疾病接触史，否认旅游史，否认外出就餐史。其病史中唯一值得注意的是，她服用一种非处方质子泵抑制剂来治疗消化性溃疡。

体格检查发现患者神志清醒，但有定向障碍。体温 101.5 ℉（约为 38.6℃），脉搏 122 次/分，呼吸频率 24 次/分，血压 90/55mmHg。有下腹疼痛及腹胀，肠鸣音消失。手术部位无红斑及渗出，实验室检查示白细胞计数 49×10^9/L（中性粒细胞比例 55%，杆状核中性粒细胞比例 40%），肝功能检查正常，白蛋白 21g/L，肌酐 25μmol/L（最后一次入院 13μmol/L），血清乳酸为 5.5mmol/L。腹部及盆腔 CT 扫描显示弥漫性结肠炎，粪便检查结果确定有产毒难辨梭状芽胞杆菌。

二、鉴别诊断与初步治疗

这类有发热、腹泻症状的疾病的鉴别诊断应包括病毒所致的急性胃肠炎，如诺如病毒和轮状病毒，以及侵袭性肠道致病菌，包括大肠埃希菌、志贺菌、沙门菌、弯曲杆菌、耶尔森菌、气单胞菌属、邻单胞菌属和难辨梭状芽胞杆菌。有发热症状但不伴呕吐，则表明病因不太可能为病毒性胃肠炎以及部分肠道致病菌，如果便检结果为难辨梭状芽胞杆菌阳性则表明其为致病原因。难辨梭状芽胞杆菌感染（CDI）的危险因素包括近期住院史、使用抗生素、高龄以及使用质子泵抑制剂。此患者的病史和临床检查结果明显符合 CDI 的常见特征，如频繁的水样腹泻（每日排便次数常可多达 20 次）、腹部疼痛、压痛和腹胀。肠鸣音消失可能是由于病情严重，并发中毒性巨结肠所致。发热和精神状态改变也提示中重度疾病。患者的实验室检查结果也与重症 CDI 一致（杆状核中性粒细胞增多、肾功能不全、低蛋白血症和乳酸升高）。

尽管使用了液体复苏，但血压仍低，因此开始使用升压药物治疗。患者静脉注射甲硝唑和通过鼻胃管鼻饲万古霉素。她在进入 ICU 时仍发热并伴有加重的腹痛症状，白细胞计数升高，血清乳酸持续升高；在患者入院第 4 天，她被送入手术室，术中发现盲肠和降结肠缺血，并接受了全结肠切除术。大体病理学显示广泛的假膜和突起的黄白色斑块覆盖在红斑和水肿的黏膜上。显微镜下可见由含有多形核细胞的黏蛋白纤维素构成的炎性渗出物。

三、讨论

这是一种由能形成芽胞的革兰阳性厌氧杆菌——难辨梭状芽胞杆菌导致的结肠炎症。结肠的炎症反应是毒素诱导的细胞因子（毒素 A 和毒素 B）导致的结果，疾病的症状可以轻至轻度腹泻，重至危及生命的情况，如中毒性巨结肠，穿孔或败血症。只有难辨梭状芽胞杆菌中的产毒株能导致疾病发生，与 CDI 有关的假膜性结肠炎会让肺发生病理改变。最近研究显示，CDI 与患者的死亡率增加有关。这已经归因于一种新型的毒素调控基因

tcd C 发生突变的难辨梭状芽胞杆菌菌株。这个菌株（被称为 BI/NAP/027）能产生数倍于普通菌株的毒素 A 和毒素 B 以及一种二元毒素，会导致更严重的疾病。

难辨梭状芽胞杆菌普遍存在于在土壤和环境中，但其主要的储存库还是在医院内。难辨梭状芽胞杆菌的芽胞已在医院的物体表面，如厕所、马桶、便盆、地面以及体温计表面被发现。芽胞可在物体表面存活数月，常规的医院消毒用品对其基本无效。它是导致急救中心获得性腹泻最常见的原因，占所有抗生素相关性腹泻病例的 15%~30%。没有医院获得性 CDI 的检测基准存在，专家认为，在入院或出院患者中，0.5% 或更少的发病率（或基于每位患者住院 5 天，每 10000 患者住院日中有 10 例 CDI 患者）是一个比较合理的目标率（D. Gerding，海因斯退伍军人事务医院，芝加哥，个人通信），然而有报道显示，在过去的 8 年中，CDI 的发病率逐渐升高，每 1000 个入院患者有超过 20 例，每 10000 患者住院日的发病率超过目标率 10 倍以上。

一些已经被用来描述 CDI 的临床表现包括全身乏力、食欲不振、腹部绞痛、腹泻以及发热。全身性表现（如发热和白细胞增多）通常在轻症患者身上不出现，而在中度或重度患者身上很常见，有些还会出现肾衰竭和休克。许多医疗卫生机构使用评分标准来确定疾病的严重程度。评分标准中的评分项目，如高龄（>60 岁），白细胞计数 >15×10⁹/L 或杆状核中性粒细胞大于 10%，血肌酐升高（≥1.5 倍标准值），低白蛋白，以及精神状态改变，可能是严重或复杂疾病的标志。

结肠炎的客观证据包括发热、腹部绞痛、白细胞增多、白细胞面容的出现以及通过内镜或 CT 可见的结肠炎症表现（CT 表现为结肠壁增厚）。严重的疾病可能会引起麻痹性肠梗阻或中毒性巨结肠，而没有腹泻症状。确诊需要实验室诊断，在粪便样本中检出难辨梭状芽胞杆菌毒素和/或在内镜检查中看到可见的假膜形成。还有一些方法可以用来辅助 CDI 的诊断，这些方法的优劣将在

表5.1 中描述。

表 5.1 诊断难辨梭状芽胞杆菌感染的便检试验[a]

试验	检出项目	优点	缺点
细胞毒素试验	主要为毒素 B	标准检查，高灵敏度	需要组织培养设备，消耗大量人力，需要 24 ~ 48 小时得出最终检测结果
毒素酶免疫法（EIA）	毒素 A 或毒素 A 及毒素 B	速度快（2 ~ 6 小时），易于执行，高特异度	没有细胞毒素试验灵敏度高
谷氨酸脱氢酶（GDH）酶免疫分析	难辨梭状芽胞杆菌的共同抗原（GDH）	速度快（<1 小时），易于执行，高阴性预测值	必须结合另一种毒素监测方法来确定诊断
粪便培养	产毒和非产毒难辨梭状芽胞杆菌	能够从流行病学角度对菌株进行分型	消耗大量人力，需要厌氧菌培养，不能在产毒菌株之间区分，需 2 ~ 5 天得出最终检测结果
批处理实时 PCR	tcdB（毒素）	高灵敏度和特异度	消耗大量人力，一般在日常批次中运行，费用高
按需实时（RT）聚合酶链反应（PCR）	tcdB，（毒素）tcdC 缺失，和二元毒素（暴发菌株）	速度快（<1 小时），高灵敏度和特异度	费用高

[a] 待检粪便样本应为水样，松散或未成形的，并及时提交给医院的实验室

　　回顾过去，甲硝唑和口服万古霉素一直被认为疗效相同且有着相似的复发率，并且考虑到使用口服万古霉素的成本较高以及对耐万古霉素肠球菌（VRE）的忧虑，口服或静脉注射甲硝唑则通常作为初始治疗的首选疗法。

万古霉素已经作为重症患者、不耐受甲硝唑的患者、对甲硝唑治疗无响应的患者、或有甲硝唑使用禁忌证患者（如孕妇）的保留药物。然而，最近的观察性研究表明，与 2000 年之前相比，使用甲硝唑治疗可能与治疗失败率和复发率逐渐增加有关，而且已有前瞻性试验报道，相比于甲硝唑，万古霉素对重症患者的疗效更好。对于那些不能耐受口服药物的患者，可以使用肠内注射万古霉素（表 5.2）。

（一）重症 CDI 的处理

对于重症 CDI 患者，甲硝唑应与口服万古霉素结合使用。在没有肠梗阻的情况下，应口服甲硝唑，而对于有肠梗阻的患者，应经鼻胃管或经直肠滴入给予万古霉素。尽管被推荐用于重症 CDI，但数据并没有证明接受高剂量万古霉素疗法的患者的预后有变化。疑似重症 CDI 患者如果对药物治疗的反应有限，那么他应尽快接受外科会诊。提示预后较差的临床表现包括肠梗阻，白细胞明显增多（ $> 20 \times 10^9/L$ ），血清乳酸超过 5mmol/L，以及血肌酐升高，结肠切除术是一种能够挽救患者生命的方法。静脉注射免疫球蛋白也被考虑使用，但是不能保证其治疗效果。

（二）复发性难辨梭状芽胞杆菌感染的处理

大约 20% 的 CDI 患者将至少复发一次，45% 复发过一次的患者会第二次复发，也有一些患者会经历多次疾病复发。抗生素耐药对于复发性 CDI 来说似乎并不是问题。第一次复发可根据疾病的严重程度按与第一次患病相同的治疗方式进行治疗；但是，由于甲硝唑有潜在毒性，包括肝脏毒性和多发性神经毒性，所以其不应在第二次及以后的复发中使用且持续使用时间不应超过 14天。对于后续的复发，万古霉素逐渐减量或间断给药已经成为使用最广泛的治疗方法（见表 5.2）。

表5.2　难辨梭状芽胞杆菌感染的治疗

	初次发病		
	轻度至中度疾病	肠道功能正常的重症患者	肠梗阻的重症患者
甲硝唑 500mg，口服，每日三次，持续 10～14 日	X		
口服万古霉素 125mg，肠内使用，每日四次，持续 10～14 日		X	
静脉注射甲硝唑 500mg，每 8 小时一次，持续 10～14 日			X
口服万古霉素 500mg，肠内使用，每日四次，持续 10～14 日			X
结肠切除术		如果对药物治疗没有反应，可能需要行结肠切除术	
复发			
第一次	随后的（≥2 次）		
推荐使用与初次发病时使用相同的药物进行治疗	口服万古霉素 125mg，肠内使用，每日四次，持续 10～14 日，随后的 4～6 周时间里，逐渐减少万古霉素剂量或脉冲式给药[a]		
	连续使用口服万古霉素，继而使用利福昔明（已经出现耐药）		
	同时使用口服万古霉素及利福平（已经出现耐药）		
	被动抗体		
	粪便菌群移植		

[a]使用万古霉素而不是甲硝唑，部分原因是因为长期暴露于甲硝唑会造成一些负面作用（如周围神经病变）

通过各式各样的疗法进行辅助治疗也已经进行了试验。益生菌（诸如布拉酵母菌和乳酸菌 GG）已经被寄希望于能够使结肠的菌群的再生，并且能抑制产毒的难辨梭状芽胞杆菌的生长。大多数研究仅局限于一小部分患者。在甲硝唑或万古霉素治疗中加入酵母菌并在治疗后继续使用与复发率的降低有关。对于大多数患者来说，使用益生菌通常是安全简便的；虽然，大多数研究并没有证明益生菌对于预防 CDI 有持续性的益处。

已经有报道多次复发的患者使用口服万古霉素与利福平联用疗法能治愈患者的症状；一个新型的药物——利福霉素（利福昔明）对于消化吸收不好的患者来说，可能有潜在的治疗作用。然而，值得注意的是，有报道指出，许多难辨梭状芽胞杆菌分离菌株已经对利福平产生耐药。硝唑尼特（一种硝唑化合物）以及非达霉素（一种大环内酯类抗生素）对难辨梭状芽胞杆菌都有活性，而且其治疗结果与口服万古霉素相比，有相似的功效。

最后一个治疗复发性 CDI 的替代疗法是粪便菌群移植，这种方法有望使肠道中的菌群恢复平衡。捐赠者的粪便必须是新鲜的，并使用生理盐水混匀。对其进行过滤后，通过鼻胃管进行鼻饲。这种疗法已经被证实与生存者中 94% 的治愈率（无复发）有关。

四、控制措施

（一）环境污染

如上文所述，环境中的物体表面被难辨梭状芽胞杆菌的芽胞污染是很常见的，污染最严重的部位是地面和地毯。其他的污染源包括护士的制服和其他衣物、血压计袖带、体温计、电话机、呼叫按钮、秤和饲管设备。更重要的是，无论是无症状患者（携带者）还是活动性疾病患者都能导致环境污染。环境清洁与加强消毒措施非常必要。虽然有许多清洁剂能够有效杀灭难辨梭状芽胞杆菌的繁殖体，但只有高浓度含氯消毒剂，汽化过氧化氢，或活性液体过氧化氢才能够杀灭芽胞。使用漂白剂溶液清洗环境表面能够降低物体表面的污染，并且与CDI发病率的显著降低有关。

（二）手部污染

医护人员的手部污染既可以导致环境污染也可以从环境污染中获得，而且众所周知，医护人员执行手卫生规范并不理想。除此之外，现在常用于手卫生的含酒精的手消毒剂既不能杀灭细菌芽胞，也不能将芽胞从手上移除。值得注意的是，有报道表明，被难辨梭菌污染的手可以传播病菌，平均而言，使用醇类凝胶后握手，污染的手平均能够转移36%的芽胞。洗手（使用肥皂和流动水洗手30秒至2分钟）紧接着使用一次性纸巾进行适当的干手操作，能够有效地移除手部的芽胞。

（三）患者污染

此前，调查者报道，大约三分之二的难辨梭状芽胞杆菌定植患者会成为无症状携带者，而且无症状携带者与环境污染水平较低有关。然而，最近的数据发现，有记载的CDI患者或无症状携带者的皮肤污染率很高（61%～78%），甚至非携带者的皮肤污染率也有19%。患者皮肤上的芽胞很容易转移到医护人员的手上。使用浸透洗必泰的毛巾清洗患者能降低患者皮肤的污染以及医护人员手部的污染。

（四）其他感染控制措施

在接触患者和（或）接触环境时，推荐使用防护屏障（手套和隔离衣）以及专用设备。指南中还有许多感染控制措施，包括一次性直肠体温计，内镜消毒，以及限制使用高级抗生素。使用一套综合的集束管理方法，由教育、提高早期病例发现方法、扩大感染控制措施、成立一个难辨梭状芽胞杆菌管理团队，以及有针对性的抗菌药物管理构成，已经与快速可持续控制充分联系起来。

五、病例总结

尽管积极治疗，患者仍有严重的低血压，使用了多种血管升压类药物，出现心室颤动和停搏，最终于术后两天死亡。

推荐文献

Bartlett JG, Gerding DN. Clinical recognition and diagnosis of clostridium difficile infection. Clin Infect Dis 2008;46:S12–S18

Cohen S et al. Clinical practice guidelines for clostridium difficile infection in adults: 2010 update by the Society for Healthcare Epidemiology of America (SHEA) and the Infectious Diseases Society of America (IDSA). Infect Control Hosp Epidemiol 2010;31(5).

Loo VG et al. A predominantly clonal multi-institutional outbreak of clostridium difficile-associated diarrhea with high morbidity and mortality. NEJM 2005;353(23):2442–2449.

McFarland LV. Alternative treatments for Clostridium difficile disease: what really works? J Med Microbiol 2005;54(2):101–111.

Musher D et al. Relatively poor outcome after treatment of Clostridium difficile colitis with metronidazole. Clin Infect Dis 2005;40:1586–1590.

Muto CA et al. Control of an outbreak of infection with the hypervirulent clostridium difficile BI strain in a university hospital using a comprehensive "bundle" approach. Clin Infect Dis 2007;45(10):1266–1273.

Sunenshine RH and M. LC, Clostridium difficile-associated disease: new challenges from an established pathogen. Cleve Clin J Med 2006;73:187–197.

Zar FA et al. A comparison of vancomycin and metronidazole for the treatment of Clostridium difficile-associated diarrhea, stratified by disease severity. Clin Infect Dis 2007;45:302–307.

（崔 璨 译 黄 晶 审校）

第二节 单纯疱疹病毒性食管炎

Andrew T. Root, Teresa R. Zembower

一、初始病例介绍

患者，女，84 岁，有慢性淋巴细胞白血病（CLL）（3 年前使用利妥昔单抗，1 年前使用阿仑单抗）和慢性乙型肝炎感染病史，因近 2 周出现吞咽困难，吞咽疼痛，乏力、纳差、体重减轻 5 磅急诊入院。体格检查发现患者无发热，有轻度心动过速及不明显的口腔黏膜干燥。胸部听诊无杂音，心脏和腹部检查均无异常。常规实验室检查显示电解质正常，轻度肾前性氮质血症，肝功能正常，外周白细胞计数升高与患者 CLL 的表现一致。X线胸片无明显异常，胸部、腹部及盆腔 CT 显示胃食管交界处管壁明显增厚。

急诊科医师将患者收入院，使用静脉输液治疗并对其病情进行进一步评估。胃肠病学机构对患者进行了会诊，并在患者住院前对其进行了胃镜检查。胃镜检查中发现数个大且表浅的溃疡，溃疡间可见正常鳞状上皮黏膜（图 5.1）。随后对患者行组织活检术，在取活检的过程中发现食管黏膜易出血，紧接着开始使用质子泵抑制剂和镇痛药进行治疗。

二、鉴别诊断和初步治疗

食管炎可由多种疾病导致，包括感染性疾病和非感染性疾病。非感染性疾病包括胃食管反流病，药物性食管炎以及恶性肿瘤，肿瘤又包括腺癌，淋巴瘤和卡波济肉瘤。导致食管炎的最常见的感染性疾病包括单纯疱疹病毒（HSV）、巨细胞病毒以及念珠菌感染。其他不太常见的病毒［人类免疫缺陷病毒（HIV），EB 病毒，水痘 – 带状疱疹病毒，人类乳头瘤病毒］和真菌（新型隐球菌，荚膜组织胞浆菌，皮炎芽生菌，曲霉菌属）也是

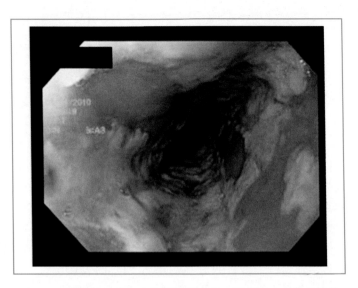

图5.1 胃镜显示多个大的表浅的溃疡，溃疡间有正常的鳞状上皮黏膜

食管炎的致病因素。极少数情况下，分枝杆菌和诺卡菌[1]也可能导致食管炎。特发性阿弗他溃疡已在获得性免疫缺陷综合征患者身上发现。[2]

单纯疱疹病毒性食管炎（Herpes simplex virus esophagitis，HSVE）多为潜伏的病毒感染复发，可伴或不伴特定的有症状的先行感染病史，但也可能发生食管的原发性感染。[2]大多数上消化道带状疱疹病毒感染是由HSV-1 导致的。[3]

HSVE 是免疫抑制患者一种常见的并发症，并且最常见于接受干细胞或实体器官移植以及有血液系统恶性肿瘤的患者。[4]HSVE 在 HIV 感染者中较少发生。[5]其他高危人群包括那些接受化疗和放疗，糖皮质激素与其他免疫抑制剂治疗的患者，以及患有糖尿病，酗酒，慢性心血管疾病和肾脏疾病的患者。[2]HSVE 病例中，近期做过胃镜检查或使用过鼻胃管的患者的比例很高，提示黏膜损伤和/或病毒自体转移可能在促成疾病中起到一定作用。[2]有报道称 HSVE 已在看似免疫功能正常的成年人身上发生，但此类病例仍属罕见，且通常表现为自限性感染。[6]

HSVE 最常见的临床表现为吞咽困难，吞咽疼痛以及胸痛。较少见的症状包括发热，恶心，呕吐，食管外疱疹性病变以及消化道出血。[3]患者也可以无症状。罕见表现包括气管食管瘘，食物嵌塞，顽固性呃逆以及食管穿孔。[7-10]

对于诊断 HSVE 来说，上消化道内镜检查是必不可少的。可以使用食管 X 线钡剂造影，在食管末端发现非特异性的小溃疡是 HSVE 病例特有的表现。在内镜检查中可观测到大范围的病变。一般来说，可观测到的病变主要涉及食管的下三分之一。[3]在病程早期可观测到小囊泡，但通常在进行胃镜检查时，小囊泡已经合并成表浅的，边界清楚的"火山样"溃疡，在溃疡间通常有外观正常的黏膜。还可以见到分泌物，斑块，或弥漫性糜烂等。[4]

刷检或活检应从溃疡边缘采样。病毒的细胞变性效应包括毛玻璃样变、细胞核染色质边集以及多核巨细胞（图5.2和图5.3）。组织病理学可发现 Cowdry A 型包涵体（嗜酸性核内包涵体）。当其他方法不能确定时，免疫组化染色可以帮助确诊。病毒组织培养是灵敏度和特异度最高的试验方法，并且能够进行抗病毒药物敏感性试验，它应作为临床诊断金标准。

三、病例介绍（续）

病理结果显示，急性食管炎伴溃疡形成以及病毒感染细胞变性效应（多核、成型的细胞核和染色质边集）与 HSV 感染的表现一致。HSV 免疫组化染色为阳性。病毒组织培养结果仍未回报。患者的心动过速和氮质血症得到解决，但仍有吞咽困难和吞咽疼痛症状，并伴食入量减少。随后开始使用静脉注射阿昔洛韦。

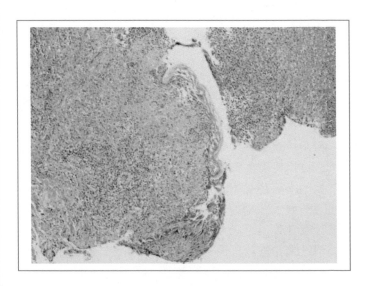

图5.2　鳞状上皮溃疡和黏膜下层炎性渗出

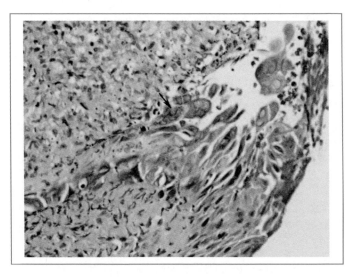

图5.3　高倍镜下箭头所指的细胞有多个成型的细胞核，并有
　　　　染色质边集现象

四、处理及讨论

当有临床指征时，食管炎的一般处理包括使用止痛药，以及静脉输液和静脉营养。病程可为自限性，特别是免疫功能正常的患者，但是对其进行治疗能够加快病情恢复，限制传播，还能预防局部并发症如出血或穿孔。阿昔洛韦是治疗首选药物。口服疗法（200～400mg，口服，每日3～5次）对于那些能吞下药片的患者来说是足够的，但是对于那些有严重吞咽疼痛的患者来说，静脉给药（5mg/kg，静脉注射，每隔8小时一次）也是可行的。药物剂量应根据患者的肾脏功能进行调整。静脉注射治疗开始一段时间后，如果患者的症状有所改善，可过渡为口服药物治疗来完成整个疗程。虽然在临床上使用泛昔洛韦和伐昔洛韦的经验相对较少，但这两种药物都可作为替代药物使用，它们的优势是能减少吞咽药片的负担，但是潜在的不利条件是用药成本增加。免疫功能低下的宿主应该治疗14～21日。对于那些在确诊时病情尚未改善的免疫功能正常的患者来说，7～10日的疗程通常就足够了。

对于那些使用阿昔洛韦治疗5～7天后仍无应答的患者，应考虑是否产生耐药性。这往往与在过去曾多次暴露于阿昔洛韦有关，尽管已有报道称HSV耐药在首次治疗的患者中也可存在。[11]对于免疫功能正常的患者来说，疾病通常呈自限性，持续感染病例十分少见。[6]对于耐药的HSV病毒株来说，膦甲酸钠是首选药物，尽管其有明显的毒性且需静脉注射给药。

阿昔洛韦可考虑作为有高风险患者的一级预防药物使用，并且确实已经成为许多移植术后患者的一种抗生素预防用药方案。晚期HIV感染者基本不能从一级预防中受益。对于那些病情严重或频繁复发的患者来说，二级预防或抑菌方案（阿昔洛韦600～1000mg/d，分3～5次给药）都可以使用。

五、病例总结

患者的吞咽困难和吞咽疼痛症状在接下来的 48 小时内得到显著改善，并能正常的进食及饮水。HSV-1 病毒组织培养结果回报阳性。用药也过渡为口服伐昔洛韦并予出院。三周后，她完成了一个疗程的治疗，症状也彻底消失。8 个月后，她的 HSVE 复发，出现类似症状，并且再次使用阿昔洛韦治疗成功。

参考文献

Sutton FM, Graham DY, Goodgame RW. Infectious esophagitis. Gastrointest Endosc Clin N Am 1994;4:713.

Généreau T, Rozenberg F, Bouchaud O, Marche C, Lortholary O. Herpes esophagitis: a comprehensive review. Clin Microbiol Infect 1997;4:397–407.

Généreau T, Lortholary O, Bouchaud O, et al. Herpes simplex esophagitis in patients with AIDS: Report of 34 cases. Clin Infect Dis 1996;22:926–931.

McBane RD, Gross Jr JB. Herpes esophagitis: clinical syndrome, endoscopic appearance, and diagnosis in 23 patients. Gastrointest Endosc 1991;37(6):600–603.

Bini EJ, Micale PL, Weinshel EH. Natural history of HIV-associated esophageal disease in the era of protease inhibitor therapy. Dig Dis Sci 2000;45:1301.

Ramanathan J, Rammouni M, Baran Jr J, Khatib R. Herpes simplex esophagitis in the immunocompetent host: an overview. Am J Gastroenterol 2000;95:2171–2176.

Cirillo NW, Lyon DT, Schuller AM. Tracheoesophageal fistula complicating herpes esophagitis in AIDS. Am J Gastroenterol 1993;88:587–589.

Marshall JB, Smart JR 3rd, Elmer C, et al. Herpes esophagitis causing an unsuspected esophageal food bolus impaction in an institutionalized patient. J Clin Gastroenterol 1992;15:179.

Mulhall BP, Nelson B, Rogers L, Wong RK. Herpetic esophagitis and intractable hiccups (singultus) in an immunocompetent patient. Gastrointest Endosc 2003;57:796.

Cronstedt JL, Bouchama A, Hainau B, Halim M, Khouqeer F, Al Darsouny T. Spontaneous esophageal perforation in herpes simplex esophagitis. Am J Gastroenterol 1992;87:124–127.

Kriesel JD, Spruance SL, Prichard M, et al. Recurrent antiviral-resistant genital herpes in an immunocompetent patient. J Infect Dis 2005;192:156.

致谢

The authors would like to thank Ikuo Hirano, Chao Qi, and Xianzhong Ding for their assistance with the included figures.

（崔 璨 译 黄 晶 审校）

第三节　医疗卫生机构中的诺如病毒

Sarah Miller，Sara Cosgrove

一、初始病例介绍

患者，女性，32岁，是一名在移植手术室工作的身体健康的注册护士，来到急诊室就诊，主诉恶心、呕吐、腹泻2天。患者诉昨日在值白班过程中突然感到恶心，并发生呕吐。当晚，她又发生多次非血性呕吐，并伴有水样腹泻。患者否认腹痛。在发生一次晕厥之后，来到急诊室接受静脉输液治疗。

初步评估中，发现患者发热，体温38.4℃，仰卧位时血压为82/50mmHg，且有直立性低血压。体格检查过程中，除发现有明显的黏膜干燥外，无其他异常。腹部检查也无异常。患者有持续的水样腹泻，给予静脉补液治疗后仍有直立性低血压及头晕症状。为进一步诊治，她被收入内科病房接受观察和静脉输液治疗。她向接诊她的住院医师报告，在出现症状的前一天，曾在自己负责的病区中护理过一个有相似症状的肾移植患者。患者否认其他疾病接触史，也否认食用过任何不曾食用过的或不常见的食物。出现症状前一天的晚餐和当天的早餐，她和她的丈夫进食相同的食物，她的丈夫没有出现任何类似的症状。她还否认近期旅游史。

二、鉴别诊断和初步治疗

急性胃肠炎是一种常见的疾病，在全球的成人及儿童中有很高的发病率及死亡率。在大多数病例中，并没有对导致发病的病原体进行明确的鉴定。现在的技术能够鉴别出越来越多的病例是由病毒导致的，特别是轮状病毒和诺如病毒。轮状病毒是导致婴幼儿急性胃肠炎的主要病原体，且发病高峰多在冬季。细菌能通过产生毒素被食入或者通过直接感染导致症状。金黄色葡萄球菌和蜡状芽胞杆菌都能产生毒素，一旦摄入，通常会在 6 小时内导致恶心、呕吐和腹泻。产气荚膜梭菌通常在被食入 12～24 小时后形成芽胞，随后产生毒素。其他细菌病原体如大肠埃希菌、弧菌属、沙门菌、志贺菌属、耶尔森氏菌以及弯曲杆菌属都能导致胃肠炎，其中腹泻往往是综合征中最突出的症状，并且通常潜伏期较长，一般超过 24 小时。导致寄生虫性胃肠炎的病原体主要包括隐孢子虫、贾地鞭毛虫以及阿米巴原虫。病史中的某些特征也能提示导致疾病的最可能的病原体，如粪便中带血或黏液，伴有发热，某些特殊食物的进食史，抗生素的使用，旅游史以及免疫状态。在发生胃肠炎暴发时，应首先考虑某些特定病原体，包括金黄色葡萄球菌、蜡状芽胞杆菌、产气荚膜梭菌、大肠埃希菌、沙门菌、志贺菌属、弯曲杆菌、霍乱弧菌、轮状病毒和诺如病毒。[1]

这个病例的流行病学特征及临床特征符合典型的由诺如病毒引起的急性胃肠炎。诺如病毒于 1972 年作为导致胃肠炎的致病原因而被分离鉴定出来，分离出病毒的样本是从 1968 年俄亥俄州诺瓦克发生的胃肠炎暴发期间的粪便样本中获取的。[2] 诺如病毒为一组无包膜，单链 RNA 病毒。诺如病毒包括至少 4 种血清型：诺瓦克（Norwalk）、夏威夷（Hawaii）、雪山（Snow Mountain）、陶顿（Taunton）。[1] 它们是急性非细菌性胃肠炎的主要病原体，也是导致流行性胃肠炎最常见的原因。据估计，全球有超过 50% 的胃肠炎暴发是由诺如病毒导致的。[1] 诺如病毒也与诸如医院、疗养院、学校、宿舍、监狱、营地、日托中心、军事哨所、餐厅以及游轮等多种环境的胃肠炎暴发有关。[1-3,5,9,15] 暴发全年都有可能发生，但高峰期为每年的寒冷季节。据估计，诺如病毒每年在美国导致约 2100 万人次发病，5 万人次入院治疗，以及 310 人死亡。[3]

诺如病毒具有高度传染性，感染剂量低至 10～100 个病毒颗粒。[4] 病毒能通过人与人之间的接触，食用被病毒污染的食物及饮水，以及通过接触被病毒污染的环境表面进行传播。[1,5] 通过对数个调查资料进行整理后发现，诺如病毒感染暴发主要通过人传人的途径引起感染，最常见的传播途径为粪－口途径。尽管如此，诺如病毒也已经在呕吐物中发现，还有报道称，诺如病毒能通过呕吐物形成的气溶胶进行传播。[1]患者排出病毒可以从疾病的前驱期开始，病毒排出的高峰期为感染后 2~5 天。在高峰期，粪便中病毒载量大约为 1×10^{10} copies/g。[5]粪便中能检出病毒的平均持续时间大约为感染后 4 周。在免疫功能低下的患者中，病毒排出能持续数周至数月。高达 30% 的诺如病毒感染为无症状感染。[6]无症状感染者排出病毒的数量可能少于有症状患者的排出量，但也足以造成感染传播。

疾病的潜伏期为 10~51 小时，平均潜伏期为 24~36 小时。疾病过程多较轻微，通常的平均持续时间约为 24~72 小时。[1,3]但在某些特定的患者人群中（包括儿童、老人和免疫功能低下者）症状可持续长达 4~6 天。[7]典型的临床综合征包括急性发作的腹泻、恶心、呕吐、厌食以及腹部不适。粪便的特点是不成形，水样，无血便。患者还可出现低热（大约三分之一至二分之一的病例）、寒战、头痛以及肌肉疼痛。

疾病暴发时，在没有检出其他已知病原体的情况下，能够做出诺如病毒感染的临床诊断，但仅靠疾病的症状和体征却很难做出明确诊断，因为这些症状和体征都是非特异性的。诺如病毒的实验室诊断已经取得了一些进展。医院的临床实验室很少常规检查诺如病毒，而且诊断通常被限定在疫情调查中。一些临床实验室进行实时反转录 PCR（RT-PCR）来检测粪便标本。这些试验并没有获得 FDA 批准，但已有商品化的试剂盒可以使用。[5]RT-PCR 的检测灵敏度取决于所使用的引物，设计一套全面的引物体系来应对诺如病毒的遗传多样性是极具挑战性的。RIDASCREEN 是一种已获得 FDA 批准的用于检测粪便中的诺如病毒抗原的酶联免疫法（EIA），并且已经用于诺如病毒暴发期间的初步检测。这种 EIA 的灵敏度为 36%~80%，特异度为 47%~100%。[5]美国国家疾病预防控制中心（CDC）建议在暴发期间，如果 EIA 结果为阴性，还应使用 RT-PCR 法进行确认。[5]诺如病毒在细胞培养中不能生长。

三、病例介绍（续）

采集了患者数份粪便样本送实验室进行检查，检查项目包括粪便培养和难辨梭状芽胞杆菌的化验，回报结果皆为阴性。过夜之后，患者能进食纯流体食物。患者的症状在使用支持治疗约 24 小时后消失，随后予出院。当晚，她接到她负责病区主管的电话，询问她是否能在第二天值白班。目前她所在病区人手短缺，因为许多护士和其他工作人员也发生了相同的胃肠道疾病。患者感觉良好，并同意第二天上班。

四、处理及讨论

目前，对于诺如病毒所致胃肠炎并无特殊疗法，治疗方法主要为支持治疗。不管导致胃肠炎的根本原因是什么，通过口服和静脉输液进行补液治疗是治疗方法的核心，并且应在诊断之前就开始应用。[1]口服补液盐（oral rehydration solution，ORS）可在药店中购买，并能根据特定公式进行制备。ORS 能够补充一般情况下的脱水，但是如果发生不受控的呕吐或严重脱水，则需要使用静脉输注等渗液进行补液。抑制胃肠蠕动的药物，如盐酸洛哌丁胺，对疾病的治疗有一定好处，但是尚未在诺如病毒相关性腹泻的处理中进行正式研究。[6]碱式水杨酸铋也显示出能减少诺如病毒感染所致的胃肠炎症状的持续时间，但是对控制排便量和减少病毒释放并没有效果。[8]其他支持疗法包括给予止吐药和镇痛药进行对症治疗。

另一个处理诺如病毒的重要方面是落实感染控制措施来预防或控制疾病暴发，特别是在医疗卫生机构中这点显得尤为重要。预防控制诺如病毒感染的常规方法包括适当的手卫生，去除物体表面和材料的污染，以及避免人与人之间的接触。Johnston 和他的同事描述了一次在一所大型城市医院中的感染暴发事件，为了终止暴发需要暂时关闭受影响的病区，对环境进行消毒，对患者和医务人员进行筛查，并将患病的医务人员暂时调离工作岗位。[9]CDC 的新版诺如病毒暴发管理和疾病预防指南于 2011 年 3 月颁布（表 5.3）。[5]

表 5.3　关于调查和处置诺如病毒暴发的要点
· 及时展开调查
· 努力确定主要的传播方式以及可能的传染源
· 促进做好手卫生工作，最好使用肥皂和流动水洗手
· 生病的员工应调离原工作岗位最少 48 小时，最好为 72 小时。员工包括加工处理食物的人员，照顾患者的人员以及育儿人员
· 清洗物体表面后，使用 1000 ~ 5000ppm（1∶50 ~ 1∶10 稀释）的漂白剂或其他 EPA 认证的消毒剂进行消毒
· 从至少 5 名患者身上收集其在疾病急性期的全部粪便标本，使用 PCR 或 EIA 进行诊断。EIA 阴性结果应由 PCR 进行复核
· 将所有暴发事件上报所在州及地方卫生部门
改编自 CDC，新版诺如病毒暴发管理和疾病预防指南。MMWR 2011；60：1 – 15.

　　适当的手卫生似乎是最有效地防止诺如病毒传播的措施。用肥皂和流动水洗手能够从手部去除病毒颗粒，但是洗手时间必须延长。在一项研究中，用肥皂和流动水洗手 60 秒，紧接着冲洗手部 20 秒并用一次性毛巾擦手就能将手上的诺如病毒完全清除。[10]含酒精的手消毒剂以及其他类型的手消毒剂对诺如病毒的效果尚未被证实。一项研究比较了几种手卫生方法的有效性，包括仅用流动水冲洗，抗菌肥皂以及不同浓度的含酒精的手消毒剂对从手上清除诺如病毒效果的研究发现，不同浓度的含酒精的手消毒剂是上述三种干预措施中效果最差的。[11]另一项对一次在长期护理机构中诺如病毒暴发事件的研究

显示，那些在长期护理机构中工作的医务人员，使用含酒精手消毒剂和使用流动水洗手频率基本相同，或使用含酒精手消毒剂比流动水洗手更多的护理机构，比起那些较少使用含酒精手消毒剂的护理机构中发生诺如病毒感染暴发的概率更高。[12]基于这一研究，在诺如病毒暴发期间，推荐使用肥皂和流动水洗手。

生存于物体表面的诺如病毒能抵抗恶劣的环境条件。它们既能在0℃的低温中生存也能耐受60℃的高温。诺如病毒还能在含氯溶液中（浓度高达6.25mg/L）保持稳定，并且能抵抗酸性环境，在乙醚中也能保持稳定。诺如病毒能在物体表面诸如电脑键盘，皂液器，血压计袖套，脉搏血氧仪，红外线体温计，家具以及厕所中检出。[13]当导致暴发的感染源为受污染物体时，使用化学消毒剂对环境表面进行消毒是诺如病毒暴发期间感染控制措施的重要组成部分。含氯（次氯酸钠）消毒剂良好的效果是被公认的。CDC推荐使用1000~5000ppm浓度的含氯消毒剂溶液来消毒坚硬、无孔的表面。[5]这种消毒方法优于季铵盐类化合物、去垢剂以及用于杀灭猫杯状病毒的酒精。[5,6,9,10]那些不能使用含氯消毒剂进行消毒的物品则推荐使用高于60℃的热力消毒方法。

由于诺如病毒本身具有高度传染性，隔离有症状的患者则成为阻止疾病传播及发生暴发的一种非常有效的方法。最基本的原则是在病毒排出的高峰期，包括临床疾病期以及疾病恢复期的最初24~72小时之间，尽量减少人与人之间的接触。CDC推荐在暴发事件中以及当有被感染者的呕吐物及粪便污染的风险时使用隔离衣和手套进行接触预防。尽管指南中并未推荐佩戴口罩，但一部分人主张佩戴口罩，特别是在接触有活动性呕吐的患者时，会带来由呕吐物形成气溶胶而造成感染的风险。在某些情况下，排除暴露以及潜在的处于潜伏期的患者时也有必要佩戴。在医疗卫生机构中，发生诺如病毒暴发的结果往往是病区关闭。危重患者可以隔离于同一病区或者收治于同一间病房，配备专门的护理人员统一护理。在条件允许的情况下，疑似或确诊的诺如病毒感染患者不应转至其他病区或机构。

除了上述控制患者之间交叉感染的策略以外，也应避免患病医务人员与患者之间的接触。CDC 建议，那些曾在可能被病毒污染的区域内工作过的人员在发生暴露后 48 小时内，不应调动至那些未被病毒污染的区域内工作，从而减少通过潜伏期或无症状感染个体的传播。[5]应要求患病的工作人员及食物加工人员在他们患病期间以及症状消失后的 48 ~ 72 小时内离开工作岗位。在一项研究中，将在疗养院中工作的受病毒影响的职工分为两组，分别调离工作 48 小时与 72 小时，发现调离 72 小时组的员工的总体罹患率较 48 小时组更低，但是患病病例的均数两组之间无显著差异，疗养院中的患者的罹患率以及暴发的持续时间也无显著差异。[14]有些人认为食物加工人员应该在回到工作岗位后再额外增加 72 小时的时间，期间禁止加工即食食物或使用厨具。[15]

五、病例总结

当这名患者第二天早晨来到医院上班时，她发现病区的入口已经被封闭，许多员工正站在病区外的大厅里。她被告知病区中大约三分之一的患者出现了胃肠道症状，而且许多患者诺如病毒的检测结果为阳性。所有受影响的患者已经被连夜转移到另外一个病区。一名感染控制医师对她进行了一些筛查性的提问，并且要求她回家休息直到症状彻底消失 72 小时后再返回医院上班。经过一天的工作，对移植病房使用含氯消毒剂进行彻底的消毒，并且在清洁程序完成后开始收治新患者。新入院的患者没有一例出现类似的腹泻症状。

参考文献

Mandell GL, Bennett JE, Dolin R. Mandell, Douglas, and Bennett's principles and practice of infectious diseases, 7th ed. Philadelphia: Churchill Livingston, 2009.

Kapikian AZ, Wyatt RG, Dolin R, Thornhill TS, Kalica AR, Chanock RM. Visualization by immune electron microscopy of a 27-nm particle associated with acute infectious nonbacterial gastroenteritis. J Virol 1972;10:1075–1081.

Goldman L, Ausiello D. Cecil Medicine, 23rd ed. Philadelphia: Saunders, 2007.

Zingg W, Colombo C, Jucker T, Bossart W, Ruef C. Impact of an outbreak of norovirus infection on hospital resources. Infect Control Hosp Epidemiol 2005;25:263–267.

Centers for Disease Control and Prevention. Updated norovirus outbreak management and diseases prevention guidelines. MMWR 2011;60:1–15.

Koo HL, Ajami N, Atmar RL, DuPont HL. Noroviruses: the leading cause of gastroenteritis worldwide. Discov Med 2010;10:61–70.

Goodgame R. Norovirus gastroenteritis. Curr Infect Dis Rep 2007;9:102–109.

Steinhoff MC, Douglas RG Jr, Greenberg HB, Callahan DR. Bismuth subsalicylate therapy of viral gastroenteritis. Gastroenterology 1980;78:1495–1499.

Johnston CP, Qiu H, Ticehurst JR, et al. Outbreak management and implications of a nosocomial norovirus outbreak. Clin Infect Dis 2007;45:534–540.

Barker J, Vipond IB, Bloomfield SF. Effects of cleaning and disinfection in reducing the spread of norovirus contamination via environmental surfaces. J Hosp Infect 2004;58:42–49.

Liu P, Yuen Y, Hsiao HM, Jaykus LA, Moe C. Effectiveness of liquid soap and hand sanitizer against Norwalk virus on contaminated hands. Appl Environ Microbiol 2010;76:394–399.

Blaney DD, Daly ER, Kirkland KB, Tongren JE, Kelso PT, Talbot EA. Use of alcohol-based hand sanitizers as a risk factor for norovirus outbreaks in long-term care facilities in northern New England: December 2006 to March 2007. Am J Infect Control 2011;39:296–301.

Morter S, Bennet G, Fish J, et al. Norovirus in the hospital setting: virus introduction and spread within the hospital environment. J Hosp Infect 2011;77:106–112.

Vivancos R, Sundkvist T, Barker D, Burton J, Nair P. Effect of exclusion policy on the control of outbreaks of suspected viral gastroenteritis: Analysis of outbreak investigations in care homes. Am J Infect Control 2010;38:139–143.

Centers for Disease Control and Prevention. Norovirus outbreak associated with ill food-service workers—Michigan, January-February 2006. MMWR 2007;56:1212–1216.

（崔　璨　译　黄　晶　审校）

第四节 术后腹腔感染

David S. Yassa，Sharon B. Wright

一、初始病例介绍

患者女性，33 岁，7 年前行 Roux-en Y 胃转流术，并发吻合口瘘，此后开始出现慢性腹痛，反复发作肠梗阻，并为松解粘连而接受过多次腹部手术。患者最后一次手术是在本次入院前 5 个月，行剖腹探查术及粘连松解术，并放置了补片来关闭腹腔。入院前两周，她于当地医院的急诊就诊，诊断为腹腔疏松结缔组织炎，静脉注射头孢氨苄 10 日后出院。

入院当天，患者诉腹痛。初步检查发现患者有发热，体温 38.5℃，腹壁紧张，全腹弥漫性压痛及反跳痛，肠鸣音减弱。患者腹部手术切口愈合良好，切口周围无红肿及渗出，白细胞计数为 $14.5 \times 10^9/L$，中性粒细胞显著增多，为求进一步治疗将患者收入院。

二、鉴别诊断和初步治疗

在这个病例中，患者的腹痛、发热和白细胞升高等症状需要考虑的鉴别诊断很广泛。排除患者之前的腹部手术和术后并发症导致的疾病外，还需鉴别其他可导致上述症状和体征的疾病，诸如急性胆囊炎，阑尾炎，胰腺炎，憩室病，尿路感染，盆腔炎伴或不伴输卵管卵巢脓肿。除此之外，由于患者此前多次接受腹部手术，以及肠梗阻导致的需手术来松解的粘连，都会增加复发小肠梗阻的可能性。

由于患者 5 个月前曾因关闭腹腔而植入补片，所以也应考虑外科手术部位感染的可能性。补片可能成为一个"有特权的"或是隐蔽的感染环节，在产生临床症状和体征之前，能够持续数月甚至数年发生感染。类似这个病例，有植入物的手术，术后 1 年内发生感染，应考虑手术部位感染，这点应与没有植入物的手术相鉴别。此标准是由美国国家 CDC 的医疗质量改进部（DHQP）创办的自愿申报和监测系统，即国家医疗安全网制定的。由于曾经发生过忽视吻合口破裂而导致的严重后果，腹部穿孔粘连伴或不伴脓肿形成都必须在鉴别诊断中引起重视。

在有腹痛伴发热的情况下，特别是怀疑发生肠穿孔的时候，在进行手术干预前，立即进行实验室评估和腹部影像学检查是很重要的（尽管不是绝对必要的）。实验室检查结果回报后，可能会发现白细胞计数显著升高，虽然这只是一个非特异性的表现。肝功能异常提示可能存在胆道受累。在对疑似胰腺炎进行评估时，血清脂肪酶水平升高可能比淀粉酶异常来反映胰腺的病理变化的特异性更高。

在一些术后发生腹痛和发热的病例中，临床病史、体格检查以及立位 X 线胸片显示有腹腔游离气体可以做出肠穿孔的诊断。但是，X 线胸片检查结果阴性也不能排除诊断。对于检测腹腔游离气体，腹部 X 线平片通常比 X 线胸片灵敏度更低。在大多数情况下，断层扫描（例如 CT）特别有用。如果在术后有腹痛和发热的患者有全身炎症反应综合征（systemic inflammatory response syndrome，SIRS）或者败血症的相关证据，应常规送血培养，通过血培养结果来排除同时存在的菌血症。

三、病例介绍（续）

计算机断层扫描（CT）显示腹腔存在游离液体，十二指肠可见一个大憩室，以及疑似发生穿孔并伴腹膜后脓肿。患者使用静脉输液进行复苏，并使用万古霉素和哌拉西林－他唑巴坦治疗肠道中可能存在的病原体（考虑患者的医疗环境接触史，抗生素应覆盖耐甲氧西林金黄色葡萄球菌菌株）。患者被紧急送往手术室进行急诊剖腹探查并修复十二指肠溃疡穿孔，对腹膜后脓肿进行引流，行胃造瘘术并插入胃引流管以及腹腔引流管。术后，患者继续使用万古霉素和哌拉西林－他唑巴坦进行治疗。在术后的最初数小时中，患者出现高热，并最终发生低血压以及与术后 SIRS 或败血症一致的其他体征。她在初次手术约 18 小时后再次返回手术室进行剖腹探查。在随后的 48 小时里，她开始出现右侧肋部疼痛和红斑，医生发现患者有疑似筋膜炎，这与通过 CT 检查发现腹膜后腔感染有关。在术后第 7 天，她通过右侧手术切口对右侧腹膜后腔进行了进一步的引流和清创术。

四、处理及讨论

如上文所述，患者出现的急腹症与之前曾接触大量的外科手术器械以及近期暴露于医疗卫生机构环境有关。患者接受了 CT 扫描来进一步明确感染程度。此患者在刚诊断腹腔感染并怀疑合并有 SIRS 的时候，就立即使用抗生素治疗社区及医疗卫生机构相关的腹腔感染。这个病例表明，如果怀疑腹腔感染，需立即使用有效的抗生素治疗。正如为控制感染源头，需要行紧急的或急诊手术干预措施一样。

对大多数病例，立即实施源头控制措施是非常必要的。包括通过手术处理来消除感染灶，经皮穿刺引流，以及尝试修复解剖结构。而且对于大多数病例来说，应以最短时间开始上述处理。经皮穿刺引流脓肿或其他引流方法可能更适合包裹性感染，如果可能的话，其他情况也推荐使用引流法。[1]从病例中发现，感染范围大，存在腹膜炎，尽管尝试经皮肤穿刺引流还有持续的或扩大的包裹性感染，病情不稳定，以及严重的解剖结构异常，这些因素都支持使用开放式手术干预。目前已知的能预测源头控制失败的情况，包括严重疾病，营养状况差，腹膜广泛受累，恶性肿瘤的存在，以及最初尝试清创术失败。[1]出于这个原因，在围手术期保持充足的营养（如果需要肠道准备，可用肠内或肠外营养）是一项帮助预防术后并发腹腔感染的重要措施。

在那些高危病例或医疗相关感染病例中，采用深部组织的培养，使得被感染的材料能够协助指导治疗。与并发的腹腔感染相关的病原微生物包括需氧菌及厌氧菌。需氧菌包括大肠埃希菌，克雷伯菌属，奇异变形杆菌，以及肠杆菌属；厌氧菌包括拟杆菌属（主要为脆弱拟杆菌）以及梭菌属；此外还有需氧革兰阳性球菌，包括链球菌和肠球菌。[1]细菌的流行病学在医疗相关感染中发生了很大的转变，越来越多的耐药微生物产生，其中包括铜绿假单胞菌，产超广谱β-内酰胺酶革兰阴性菌，耐万古霉素肠球菌（VRE）以及念珠菌。经验性抗菌治疗应以达到覆盖合适微生物的目的进行选择，如果文献中没有数据，应基于当地的药敏数据选择经验性抗菌药物治疗，以覆盖合适的微生物。对于社区获得性感染的病例，仅使用革兰染色获取信息较少，对于医院感染病例，使用革兰染色发现的真菌也许有用，至少对选择经验性抗真菌治疗会起一定作用。

医疗相关腹腔感染需要积极的经验性抗菌治疗。特有的治疗方案应包括多药物疗法，以确保能够覆盖耐药的革兰阴性病原体。培养结果回报前，参考革兰染色结果可选择经验性抗真菌药物，在某些情况下，可能受到患者免疫状态，患有恶性肿瘤以及内脏穿孔的影响。最后，如果决定使用三唑类或棘白素继续治疗，应根据抗真菌药敏测试结果指导用药。基于本地药敏数据的经验性抗肠球菌治疗应考虑患者的免疫抑制状态，心脏瓣膜病或血管内装置。对那些有高感染风险的患者，包括肝移植患者有肝胆起源的感染以及有 VRE 定植的患者，针对 VRE 的疗法应包括初始经验性治疗。[1]经验性用药应覆盖专性厌氧微生物，特别是脆弱拟杆菌，特别是当小肠或结肠存在组织破坏时。[1]对于所有病例来说，在获得培养结果后，应根据检出的病原体调整抗菌药物使用。

在完成感染源头控制后，腹腔感染的治疗时间应大约持续 7 天，达到治疗时间后，患者的临床症状得到明显改善。目前还不太清楚有经皮引流的患者应治疗多长时间。不同的临床医师会基于存活率或重复的不同分辨率的影像学检查，引流液的情况以及临床症状改变治疗的持续时间。一些临床医师偏爱持续使用抗生素直至所有的引流管都拔除之后，一些其他的延长治疗还要在拔除所有引流管后持续一段时间——这两种方法都没有在文献中得到确定的论证。

在接受手术的患者中，术后腹腔感染有很高的发病率，并能导致患者的死亡率明显增高。手术护理改进项目（SCIP）最早由医疗保险和医疗补助服务中心开展，旨在减少和预防所有的手术并发症，包括通过最佳预防措施，即预防性抗菌用药的选择，用药剂量，给药时间来预防外科手术切口感染。SCIP 针对预防术后感染，包括许多针对术后腹腔感染的预防措施，在表 5.4 中进行了总结。[2]

如上文所述，针对源头控制所采取的积极的措施，医疗相关感染病例的培养，营养状况的优化，以及正确的使用抗菌治疗并及时根据药敏结果进行调整，对于防止耐药微生物感染的进展是非常有效的。

表5.4　手术护理改进项目（SCIP）批准的支持外科手术部位感染预防的策略
术前 1 小时使用预防性抗生素
为外科手术选择适当的预防性抗生素
术后 24 小时内停止使用预防性抗生素（心脏手术为 48 小时）
接受心脏手术的患者术后第 1 天及第 2 天早晨 6 点空腹血糖应 <200 mg/dl
对手术患者进行适当的备皮
接受结肠癌手术的患者术后体温正常
术后第 1 天或第 2 天拔除导尿管
围手术期体温管理，以维持正常体温

五、病例总结

患者住院期间总共接受了 80 天抗生素治疗及全肠外

营养，并因反复发热及脓肿接受了多次腹膜后冲洗手术和封闭负压引流敷料的更换。最后，发现患者有其他的腹腔前部脓腔，并通过介入放射学方法放置引流管进行治疗。在她进行反复的清创和引流的过程中进行了培养，培养结果为 VRE，白色念珠菌及嗜麦芽寡养单胞菌。在患者出院的时候，腹部症状以及右侧伤口得到改善，且已无发热。

参考文献

Solomkin JS, Mazuski JE, Bradley JS, et al. Diagnosis and management of complicated intra-abdominal infection in adults and children: guidelines by the Surgical Infection Society and the Infectious Diseases Society of America. Clin Infect Dis 2010;50(2):133–164.

Bratzler DW, Hunt DR. The surgical infection prevention and surgical care improvement projects: national initiatives to improve outcomes for patients having surgery. Clin Infect Dis 2006;43(3):322–330.

推荐文献

Laterre PF. Progress in medical management of intra-abdominal infection. Curr Opin Infect Dis 2008;21(4):393–398.

Solomkin JS, Mazuski J. Intra-abdominal Sepsis: Newer Interventional and Antimicrobial Therapies. Infect Dis Clin North Am 2009;23(3):593–608.

Solomkin JS, Mazuski JE, Bradley JS, et al. Diagnosis and management of complicated intra-abdominal infection in adults and children: guidelines by the Surgical Infection Society and the Infectious Diseases Society of America. Clin Infect Dis 2010;50(2):133–164.

（崔 璨 译 黄 晶 审校）

第六章　尿路感染

第一节　导尿管相关尿路感染

Courtney Hebert，Ari Robicsek

一、初始病例介绍

感染防控专家进行日常病例监测时，注意到在当地医院的肿瘤病房里发生导尿管相关尿路感染（catheter-associated urinary tract infection，CA-UTI）人数的增加。仅仅一周时间，出现两例 CA-UTI，另外还有一位患者从尿中分离出多重耐药菌（multidrug-resistant organism，MDRO）。

患者 A，女，35 岁，乳腺癌，因肺炎收入重症监护病房（intensive care unit，ICU），并留置尿管。住院第 5 天，患者发热，后背痛，送检尿培养。第 6 天，尿培养为大肠埃希菌，细菌数 $\geq 10^5$ cfu/ml。发热前，患者病情平稳，配合接受物理疗法，携带尿袋，在医院走廊里散步。

患者 B，男，45 岁，警官，10 年前枪伤导致二级截瘫。因头部和颈部肿瘤，一直接受治疗。患者在家中采用间歇性膀胱导尿。这次住院，患者在急诊室被置入内置尿管。住院第 10 天，患者低热，血象升高，尿培养为铜绿假单胞菌，细菌数 $\geq 10^5$ cfu/ml。

患者 C，老年妇女，因乳腺癌转移疼痛收入院。此病例刚刚引起感染预防控制专家的注意。入院前，患者收治在长期护理机构（long term care facility，LTCF）。此次入院，被留置尿管。住院第 10 天，患者出现消化道出血，转入 ICU。患者不发热，无任何感染症状。送检尿培养呈阳性，为大肠埃希菌，细菌数 $\geq 10^5$ cfu/ml。实验室药敏结果回报，分离出的病原菌对喹诺酮类、所有的头孢菌素类及哌拉西林他唑巴坦耐药。

二、鉴别诊断及初步治疗

多达四分之一的成年患者，住院期间被留置尿管。内置尿管将正常无菌的尿路与外环境相连，导致每日3%~8%的患者发生菌尿症。在美国的医疗卫生机构中，尿管相关的尿路感染是最常见的医院感染，这一点并不奇怪。菌尿症使患者易发生上尿路感染和血流感染，成为培养 MDRO 的培养基。据估计，在美国，每年因尿路感染造成超过 5 亿美元的医疗支出。

参考文章和指南后，CA-UTI 的定义在不断修改。表6.1 总结了 CDC 国家医疗安全网（CDC's National Health Safety Network，NHSN）的定义。美国感染性疾病协会最新指南定义如下：尿管相关的菌尿被分为 CA-UTI 和尿管相关的无症状菌尿（asymptomatic bacteriuria，CA-ASB）。CA-UTI 的定义为患者留置尿管后，尿培养阳性，且能够培养出至少一种微生物（菌落数≥10^5 cfu/ml）；或者感染前 48 小时内留置了尿管。患者有尿路感染的症状，且无其他可解释的原因。相反，CA-ASB 要求患者的尿培养，能够分离出至少一种微生物（菌落数≥10^5 cfu/ml），而无尿路感染的症状。NHSN 则将无症状菌尿的感染类型去掉了。

患者 A 符合 CA-UTI 的定义，已经采取治疗。CA-UTI 在住院患者中很常见。患者 A 缺乏清晰、明确的导尿指征。内置尿管的恰当指征包括：①药物治疗无效而又不具备外科手术适应证的尿潴留。②其他措施治疗无效的尿失禁，或为改善终末期患者的舒适度。③患者需要精确监测尿量（例如危重症患者）。④围术期患者（全身麻醉行手术的患者或者择期术后患者）。为减少感染风险，放置尿管时，应具备明确的指征。

患者 B 也符合 CA-UTI 的定义。他有截瘫及神经源性膀胱病史。由于这类患者需要接受持续性导尿，所以他

表6.1　更新的 NHSN 尿路感染的诊断标准

至少满足如下1条标准

1a	1b	2a	2b	3	4
患者有 IUC^a，伴有其中一条临床症状^b，尿路培养菌落计数 ≥ 10^5 CFU/ml^c	患者未使用 IUC，伴有其中一条临床症状^d，尿路培养菌落计数 ≥ 10^5 CFU/ml^c	患者有 IUC，伴有其中一条临床症状^b，尿路培养菌落计数 ≥ 10^3，且 <10^5 CFU/ml^c，尿液分析呈阳性^e 或者 患者拔除 IUC48 小时以内，伴有其中一条临床症状^b，尿路培养菌落计数 ≥ 10^3，且 < 10^5 CFU/ml^c，尿液分析呈阳性^e	患者未使用 IUC，伴有其中一条临床症状^d，尿路培养菌落计数 ≥ 10^3，且 < 10^5 CFU/ml^c，尿液分析呈阳性^e	患者年龄小于 1 岁，用或未用 IUC，伴有其中一条临床症状，尿路培养菌落计数 ≥ 10^5 CFU/ml^c	患者年龄小于 1 岁，用或未用 IUC，伴有其中一条临床症状^f，尿路培养菌落计数 ≥ 10^3，且 < 10^5 CFU/ml，尿液分析呈阳性^e

a. IUC, indwelling urinary catheter, 留置导尿管

b. 临床症状包括体温 >38℃，耻骨上方压痛，或者肋脊角叩痛或压痛。（无其他可解释的原因）

c. 标本培养出 2 种以内的病原菌

d. 患者年龄小于 65 岁，临床症状包括体温 >38℃，尿急，尿频，尿痛，耻骨上方压痛或者肋脊角叩痛或压痛。（无其他可解释的原因）

e. 尿液分析呈阳性定义如下：①定量检测白细胞酯酶活性和/或者亚硝酸盐；②脓尿（中段尿标本细菌定量培养 ≥10WBC/mm^3 或者尿白细胞 ≥3/高倍视野）；③中段尿涂片见微生物

f. 新生儿的临床症状包括体温 >38℃ 或者 <36℃，呼吸暂停，心率降低，排尿困难，嗜睡或者呕吐

们通常被复发性尿路感染所困扰。为减少感染的发生，间歇性导尿及耻骨上方导尿可代替长期留置尿管。间歇性导尿，在任何情况下都应作为首选。

患者 C 符合 CA-ASB 的定义。在 LTCF 中，带尿管的患者易发生 CA-ASB。为进一步治疗，患者收入 ICU，同时留取尿培养，虽然患者没有明确的指征（表 6.2）。指南不推荐常规筛查 CA-ASB，除非是被置入尿管的孕妇。在感染控制方面，这个病例强调一个很重要的现象，即长期置管的患者会成为耐药菌的培养基。在 LTCF 中，这个现象尤其常见。这些患者一旦被收入院，会将 MDRO 传播给其他人。

表6.2　尿培养送检时机

正确送检尿培养时机	不正确送检尿培养时机
患者存在尿路感染的临床症状，包括： 尿频 尿痛 发热寒战 腰痛 新出现的无其他可解释原因精神状态改变	筛检尿路感染患者 拔出尿管时 监测尿路感染治疗效果 无尿路感染症状但尿液有异味或浑浊 常规监测

三、病例介绍（续）

患者 A 的尿管被立即拔出，没有出现相关并发症。应用环丙沙星治疗，症状逐渐好转。患者出院后继续口服环丙沙星治疗 2 周。

尽管患者 B 初始治疗时使用环丙沙星，但仍出现高热。血培养发现对喹诺酮类耐药的铜绿假单胞菌。感染性疾病咨询师建议：如果患者第二天的血培养仍是阳性，可以拔出他的中心静脉导管和尿管。考虑没有口服抗生素能覆盖铜绿假单胞菌，抗生素也升级为哌拉西林他唑巴坦。医疗保险不包括在家使用静脉抗生素，所以他只能继续住院，接受 14 天额外的抗生素治疗。出院时，他被放置一根新的中心静脉导管用于日后的化疗。考虑患者 B 的内置尿管被拔除时未出现相关并发症，医生建议可将尿管改为间歇性导尿。

患者 C 的尿培养阳性，药敏显示病原菌对多种抗生素耐药。患者立即实施接触隔离，抗生素由头孢吡肟升级为美洛培南。她的消化道出血好转后，第四天被转入普通病房，继续静点美洛培南。2 周疗程结束，尿培养为大肠埃希菌，对美洛培南耐药，尿真菌培养 $> 10^5$ cfu/ml。这次，她的医师不推荐使用抗生素。几周后，ICU 里泛耐药大肠埃希菌检出率增加。医院感染预防控制专家关注此现象，进行医院感染可疑暴发调查。

同一病室一周内出现 2 例 CA-UTI，也许是巧合，但应引起注意。为进一步调查，感染预防控制专家回顾去年的情况，发现过去 3 个月，CA-UTI 的发病率是之前 9 个月的 3 倍。同院感护士及住院医师谈话后，她发现大家缺乏置管指征的知识，减少尿管使用的意识，以及无菌观念。另外有的患者在坐轮椅时，将尿袋放在大腿上。

观察了几个有代表性的医院感染控制流程，她决定开展一系列的午间培训，指导这个病房的护士如何恰当置管及留置尿管。这些建议包括应将尿袋放在低于膀胱的位置，复习无菌操作技术。她建议内科实习计划中包括正确的置尿管指征，尽早拔除尿管。另外，医院感染控制专家做一个备忘录去提醒医师尿管使用情况。表 6.3 总结了她提出的措施。

医院感染预防控制专家利用医院的电子健康档案进行监测。首先，她要求按照护理单元前瞻性记录尿管使用情况，然后按照顺序每日查看记录，以减少不恰当尿管的使用。最后，她同临床决策支持团队开会协商，计划建立一个实时的电子提示信息，尽快拔出不需要的尿管。

表6.3　恰当地使用和留置尿管

放置尿管之前	放置尿管期间	放置尿管之后
形成一个医院诊疗规范，概括放置尿管的正确指征	放置尿管时遵守无菌技术	尿袋放置在膀胱以下
对医师和护士进行放置尿管正确指征的教育	培训员工按照正确的方法放置尿管	根据每个病房的情况，反馈 CA-UTI
医师开医嘱后再放置尿管	采用封闭的尿路系统	建立电子信息提示，及时拔除不需要的尿管

四、管理和讨论

患者 A 和患者 B 被正确诊断为 CA-UTI，并且立即开始给予适当的治疗。其中 A 为上尿路感染，B 为菌血症，二者均给予 14 天的抗生素治疗。虽然两个病例之间无相关性，但依照最新指南，若是单纯的 CA-UTI，且对抗生素敏感，可使用较短的疗程。患者 A 和 B 的尿管被及时拔除，但 A 无明确置管指征，B 因使用间歇性导尿而存在较低的感染危险因素。患者 B 的住院时间延长，更换新的中心静脉导管，这些均增加 B 的感染机会和医疗成本。

患者 C 的情况在医疗卫生机构置尿管的患者中很常见。这位患者不是 CA-UTI，而是 CA-ASB。在社区和住院患者中，CA-ASB 一般愈后良好，与其是否保留尿管无关。这几个病例的治疗效果不明显，却使患者增加感染耐药菌的风险。故最有效的干预措施是尽早拔出尿管。

患者 C 的第二次尿培养是白色念珠菌。白色念珠菌在置尿管的患者中很常见。如果患者无尿路感染相关症状，治疗效果也不明显。如果患者症状明显，或免疫功能低下，或接受泌尿系手术，可考虑治疗白色念珠菌。患者具有尿路感染症状，再送检尿培养，以避免对白色念珠菌的过度治疗。

医院感染预防控制专家按照最新指南提出建议，包括健康教育和及时拔除尿管。治疗初始，避免不必要的置管，是预防 CA-UTI 最好的方法。如果必须置尿管，一旦没有保留尿管指征，则尽早拔除。然而，医务人员并没有留心患者的尿管。医院感染预防控制专家采用针对医师和护士的电子提示信息来缩短尿管使用天数的决策是超前的，符合目前的建议。

五、病例总结

这三个病例讲述了从诊断到治疗及预防 CA-UTI 发生的系列过程。患者发生 CA-UTI，使得住院过程变得复杂。而对于患者 C，则接受了不必要的抗生素治疗。如能遵循医院感染预防控制专家的建议，在日后的治疗中可减少不良事件的发生。这三位患者出院后恢复得很好。

推荐文献

Gould CV, Umscheid CA, Agarwal RK, Kuntz G, Peques DA, Healthcare Infection Control Practices Advisory Committee. Guideline for prevention of catheter-associated urinary tract infections 2009. Infect Control Hosp Epidemiol 2010;31(4):319–326.

Hooton TM, Bradley SF, Cardenas DD, Colgan R, Geerlings SE, Rice JC, et al. Diagnosis, prevention, and treatment of catheter-associated urinary tract infection in adults: 2009 international clinical practice guidelines from the Infectious Diseases Society of America. Clin Infect Dis 2010;50(5):625–663.

Horan TC, Andrus M, Dudeck MA. CDC/NHSN surveillance definition of health care-associated infection and criteria for specific types of infections in the acute care setting. Am J Infect Control 2008;36:309–332.

Trautner BW. Management of catheter-associated urinary tract infection (CAUTI). Curr Opin Infect Dis 2010;23(1):76–82.

（潘　娜　译　黄　晶　审校）

第七章 免疫功能低下患者发生的感染

第一节 实体器官移植后发生的医疗相关性感染

Chlesnika T. Evans, Michael G. Iso

一、病例介绍

患者男，48岁，非洲裔，1周前行肾移植术。既往有高血压、糖尿病、冠状动脉疾病、高脂血症、肥胖（BMI=43）史。现口服他克莫司、替麦考酚酯、缬更昔洛韦、复方新诺明、克霉唑片剂、胰岛素、阿司匹林、辛伐他汀和美托洛尔。另曾在围手术期接受阿仑单抗及甲强龙诱导免疫抑制治疗。肾移植术后患者恢复良好，2天后恢复排尿，化验血肌酐从565.8μmol/L（6.4mg/dl）降至194.5μmol/L（2.2mg/dl）。本次患者常规术后随诊，体检发现患者下1/3切口周围出现红肿、疼痛并出现硬结；患者术后无发热，触诊伤口未见脓性分泌物，白细胞计数为3.2×10⁹/L；肌酐水平为97.2μmol/L（1.1mg/dl）。拆线2针后开始给予患者一代头孢菌素口服。

二、鉴别诊断与初步治疗

实体器官移植（solid-organ transplantation，SOT）是目前终末期器官衰竭的最终治疗方案。得益于外科手术、免疫抑制及预防感染水平的提高，器官移植术后排异反应出现率呈下降趋势，移植器官的存活率提高。然而，医疗相关性感染、机会性感染或社区获得性感染依然是导致器官移植术后患者发病和死亡的重要和主要原因。通常，术后合并感染主要发生在三个阶段：早期（术后

0～30天），免疫抑制峰期（术后31～180天）和后期（术后181天）。虽然各期均可发生医疗相关性感染，但多数此类感染发生在移植术后的早期阶段，某些类别的感染可能在择期手术后即可被识别。由于这些患者长期口服免疫抑制剂，即使发生感染，其症状和体征也不明显。

所有类型的器官移植术后患者都可能出现肺炎，血流感染（BSI），手术部位感染（SSI）及尿路感染（UTI），因移植器官不同，发生率也存在差异。例如，接受肺移植患者肺炎发病率很高，接受肾脏移植的患者泌尿系感染的发病率也很高。据报道，接受心脏及肺移植的患者发生肺炎、血流感染及泌尿系感染的发生率分别为，肺炎14～138例次/100人，血流感染4.1～29例次/100人，泌尿系感染2.6～21.6例次/100人。在移植术后前30天内易出现医疗相关性感染。虽然术后一年内均可发手术部位感染，但前30天手术部位感染发生率最高。腹部脏器移植手术（肝脏及肾脏）感染的发生率最高，接受肾脏移植的患者感染率可达18.6%，接受肝脏移植的患者感染率可达37.6%。美国CDC、美国医疗安全网（NHSN）调查超过1000家医疗卫生机构，其中只有9家器官移植中心。NHSN调查的数据显示：接受肾脏及肝脏器官移植的患者手术部位感染的发生率分别为6.6/100例次手术及20.1/100例次，而没有接受器官移植的患者发生率分别为4.5及13.7例次。发生手术部位感染的风险因素包括患者的人口学特征及医疗特征如年龄、体重指数、重度高血糖及手术相关信息，如手术持续时间及既往手术史。

医疗保健相关性感染初始治疗方案应遵从当地诊疗标准及抗菌药物耐药模型，详细的诊疗指南可参见美国移植相关感染性疾病协会实践社团（American Society of Transplantation's Infection Diseases Community of Practice）的网站。其中一些重要的注意事项包括：①大多数接受器官移植者常常伴有肾功能异常：使用某些抗生素需根据患者肌酐清除率来调整药物的剂量。②药物之间的相互作用：如常用处方抗菌药物与抗排异药物相互作用可能导致免疫抑制过高或过低。③在移植术中可能留置异物（如，输尿管、胆道T-形管），在确定抗菌药物应用疗程时应考虑这个问题。在去除异物之前停用抗生素可能会导致感染复发。④应纳入移植小组成员（特别是需要移植感染方面的临床医师），因为他们可能会结合手术或宿主的特点来诊治感染。⑤移植术后的患者如果早期出现感染应充分评估供体作为感染源的可能性。所有的供体需要进行严格的培养，培养结果有助于判断是否存在潜在的感染性疾病。一旦考虑供体导致的感染，应立即上报移植中心的负责人，并进一步通知当地器官提供中心、器官采购和移植网。此项工作至关重要，因其可避免其他器官移植接受者发病和死亡，同时亦是器官获取与移植网络政策所要求的。

三、病例介绍（续）

患者在使用抗生素三天后，红肿、疼痛、硬结进行性加重，在家自觉低热（最高达38℃），化验血常规白细胞 $5.4 \times 10^9/L$。随即调整抗生素开始应用万古霉素及美洛培南抗感染治疗。影像学 CT 检查显示伤口深部积液，引流积液并行培养，结果为产 β-内酰胺酶的肺炎克雷伯杆菌。血培养结果阴性。

四、处理及讨论

感染耐药菌的危险因素包括：合并症、基础疾病、入院治疗、有创操作（如血管内装置、机械通气），既往有抗生素用药史。在暴露于抗生素之后，可能会合并多种耐药菌的感染，如耐甲氧西林金黄色葡萄球菌（MRSA）、耐万古霉素肠球菌（VRE）和多重耐药革兰阴性菌。这些耐药菌的流行因区域不同而有所差异，在移植患者中多重耐药菌感染都呈上升趋势，并导致病死率和死亡率显著增高。

器官移植术后发生的手术部位感染病原菌中 MRSA

占 2.7% ~ 24%，血流感染中 MRSA 占 5.9%。伴有 MRSA 定植的肝移植患者具有较高的 MRSA 感染率（31% ~ 87%）。有报道显示肝脏移植术后感染的患者中 VRE 占 5% ~ 11%。革兰阴性耐药菌，如产 ESBL 或对碳青霉烯类抗生素耐药的克雷伯菌或假单胞菌在移植患者中也日益增多。一项研究显示：肾移植术后的患者发生的手术部位感染，病原菌中 80% 肺炎克雷伯杆菌产 ESBL，33.3% 的铜绿假单胞菌对碳青霉烯类抗生素耐药。

耐药菌及少见感染（如分枝杆菌、真菌）都是初始治疗失败的可能原因，因此感染器官的常规培养至关重要，并尽可能在抗菌药物治疗前采集标本。已知有耐药菌定植（如 MRSA 或 VRE）的移植患者，在获得培养结果前可作为初始抗菌药物选择的参考依据。

五、预防及下一步治疗方案

美国 CDC 和美国外科医师协会通过国家外科质量改进方案，经深入研究后，制定在非移植机构中术后医院感染控制诊疗指南（表7.1）。

预防手术切口感染的建议着重于术前患者情况、外科人员、术中手术室环境及消毒技术等问题，术后切口护理，患者住院期间和出院后施行适当的手术部位感染监测。但是，对于器官移植方面所涉甚少。在加强器官移植患者医疗相关性感染监测、加强干预措施、降低感染率方面任重道远。

六、病例总结

在临床症状改善和恰当引流后，患者抗菌药物治疗方案调整为单独应用美洛培南，完成 14 天疗程后出院。出院 7 天后随访感染治愈，患者恢复健康。

表 7.1　CDC 预防手术部位感染建议摘要	
建议	建议的证据级别
术前	
术前预防包括：治疗目前存在的感染，去除毛发，进行适当的生化/血液学检测，及手术部位术前准备	分类 IA - IB，分类 II
外科小组成员消毒手/前臂，包括：剪手指甲及刷手臂	分类 IB，分类 II
通过培训和鼓励上报来加强感染或定制医务人员的管理。完善员工职责、工作限制、清除定植后回归工作等方面的政策	分类 IB
适当的预防性应用抗菌药物	分类 IA - IB
术中	
手术室维持适当的通风	分类 IB，分类 II
环境表面的清洁及消毒	分类 IB，分类 II
仅在流行病学调查时进行环境卫生学监测	分类 IB
手术器械正确消毒灭菌	分类 IB
必要时使用或更换口罩、手套、手术衣	分类 IB
严格无菌技术	分类 IA - IB，分类 II
术后切口护理	
使用无菌纱布和无菌操作技术保护切口，更换纱布前进行手卫生	分类 IB，分类 II
培训患者及家属使用适当方法护理切口，观察潜在的感染征象	分类 II
监测	
应用 CDC 的定义诊断 SSI 病例；对在院患者及出院患者均应进行监测	分类 IB，分类 II
记录切口类型和其他已知的感染风险因素变量	分类 IB，分类 II
定期统计及回顾 SSI 发生率	分类 IB
注：IA，通过精心设计的实验性的、临床的、或流行病的研究，强烈建议执行和强烈支持；IB，通过一些实验的、临床的、或流行病的研究以及较强的理论原理，强烈建议执行和支持；II，通过提示性的临床或流行病学研究或理论原理，建议执行	

医院感染常见病例的诊断和管理

Edwards JR, Peterson KD, Mu Y, et al. National Healthcare Safety Network (NHSN) report: data summary for 2006 through 2008, issued December 2009. Am J Infect Control 2009;37:783–805.

Fishman JA. Infection in Solid-Organ Transplant Recipients. NEJM 2007;357:2601–2614.

Garzoni C and the AST Infectious Diseases Community of Practice. Multiply resistant gram-positive bacteria: Methicillin-resistant, vancomycin-intermediate and vancomycin-resistant Staphylococcus aureus (MRSA, VISA, VRSA) in solid organ transplant recipients. Am J Transplant 2009;9(Suppl 4):S41–49.

Hellinger WC, Crook JE, Heckman MG, et al. Surgical site infection after liver transplantation: Risk factors and association with graft loss or death. Transplantation 2009;87:1387–1393.

Ison MG, Hager J, Blumberg E, et al. Donor-derived disease transmission events in the United States: Data reviewed by the OPTN/UNOS Disease Transmission Advisory Committee. Am J Transplant. 2009;9:1929–1935.

Kidney Disease: Improving Global Outcomes (KDIGO) Transplant Work Group. KDIGO clinical practice guideline for the care of kidney transplant recipients. Am J Transplant. 2009;9 Suppl 3:S1–155.

Lynch RJ, Ranney DN, Shijie C, Lee DS, Samala N, Englesbe MJ. Obesity, surgical site infection, and outcome following renal transplantation. Ann Surg 2009;250:1014–1020.

Mangram AJ, Horan TC, Pearson ML, Silver LC, Jarvis WR, and the Hospital Infection Control Practices Advisory Committee. Guideline for prevention of surgical site infection. Infect Control Hosp Epidemiol 1999;20:247–278.

Mattner F, Fischer S, Weissbrodt H, et al. Post-operative nosocomial infections after lung and heart transplantation. J Heart Lung Transplant 2007;26:241–249.

Menezes FG, Wey SB, Peres CA, Medina-Pestana JO, Camargo LFA. Risk factors for surgical site infection in kidney transplant recipients. Infect Control Hosp Epidemiol 2008;29:771–773.

Munoz P and the AST Infectious Diseases Community of Practice. Multiply resistant gram-positive bacteria: Vancomycin-resistant enterococcus in solid organ transplant recipients. Am J Transplant 2009;9(Suppl 4):S50–56.

van Delden C, Blumberg EA, and the AST Infectious Diseases Community of Practice. Multidrug resistant gram-negative bacteria in solid organ transplant recipients. Am J Transplant 2009;9(Suppl 4):S27–34.

（姜太一译　吴　昊　审校）

第二节 血液干细胞移植患者发生的
医院感染

Nicole Theodoropoulos，Michael G. Ison

一、病例介绍

患者，女，45 岁，诊断为急性粒细胞性白血病，为行异体干细胞移植（HSCT）入院，处于骨髓抑制期。患者出现中性粒细胞减少症，开始时间不详，住院时中性粒细胞计数值极低（0.1×10^9/L）。入院后开始预防性口服环丙沙星、氟康唑和阿昔洛韦。HSCT 术后第 5 天，出现体温升高，峰值达 38.9℃，无特殊不适主诉。体检仅发现有口腔黏膜炎，右臂 PICC 管插管处可见管路完整，穿刺部位无红肿及压痛。实验室检查结果示中性粒细胞绝对计数为 0，肝功能正常，肝板正常，肛拭子筛查结果显示耐万古霉素肠球菌（VRE）阳性。采集血、尿培养标本后经验性给予头孢吡肟抗感染治疗。

二、鉴别诊断与初步治疗

HSCT 是许多恶性肿瘤的治疗手段，然而感染、移植物抗宿主病（GVHD）及其他药物相关毒性会导致发病率和病死率明显升高。由于接受 HSCT 移植的患者通常需要长期住院治疗，因此发生医院内获得性感染的风险很高。表 7.1 显示接受 HSCT 的患者在移植后各阶段发生感染的类型存在一定的差异。在移植术后前期（15～45 天，取决于 HSCT 手术的类型），中性粒细胞重度减少，细菌通过黏膜表面（通常为胃肠道定植菌和经由中心静脉通路感染的革兰阳性菌），念珠菌（来自胃肠道）及被激活的单纯疱疹病毒引发感染的风险增高。移植后期（从移植至移植后 100 天），这个时期患者的细胞及体液免疫都很弱，容易发生急性移植物抗宿主反应。因此这个阶段可能会感染的病原体除了细菌感染、CMV 及 EBV 复发外，还可能会感染曲霉菌、念珠菌、肺囊虫。HSCT 术后晚期（大于术后 100 天），这个期间 B 细胞及 CD4$^+$ 辅助 T 细胞开始恢复，在治疗慢性移植物抗宿主反应的患者中感染风险增加，最常见的致病菌均为潜伏的致病菌，如曲霉菌、肺孢子菌、带状疱疹病毒，CMV 及 EBV 病毒。在 HSCT 术后任何一个时期都会感染呼吸道病毒，而且比正常人群临床表现更重。

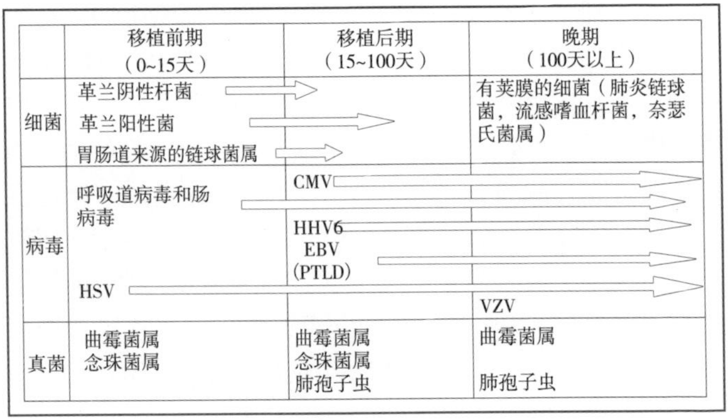

	移植前期 （0~15天）	移植后期 （15~100天）	晚期 （100天以上）
细菌	革兰阴性杆菌 革兰阳性菌 胃肠道来源的链球菌属		有荚膜的细菌（肺炎链球菌，流感嗜血杆菌，奈瑟氏菌属）
病毒	呼吸道病毒和肠病毒 HSV	CMV HHV6 EBV （PTLD）	 VZV
真菌	曲霉菌属 念珠菌属	曲霉菌属 念珠菌属 肺孢子虫	曲霉菌属 肺孢子虫

图 7.1　同种异体 HSCT 患者最常见的机会感染类型

CMV：巨细胞病毒；EBV：EB 病毒；HHV6：人疱疹病毒-6；HSV：单纯疱疹病毒；PTLD：移植后淋巴组织增生性疾病；VZV：水痘 – 带状疱疹病毒

本文中该患者正处于移植前期，在入院前即有中性粒细胞减低，持续时间不详，导致其出现机会性感染的风险很高。该患者发热伴中性粒细胞减少症，需要鉴别诊断的疾病有：导管相关性血流感染，胃肠道菌群移行所致的黏膜炎或曲霉病引起的菌血症或真菌血症（鉴于长期中性粒细胞减少）。虽然大多数患者与本例患者临床表现相似，在中性粒细胞减少期间会出现发热，但其中仅有 20% ~30% 的患者有感染的证据。

在这种情况下，初始经验性抗感染治疗应选用能覆盖假单胞菌的任一 β-内酰胺类抗生素（头孢吡肟、哌拉西林/他唑巴坦、亚胺培南或美罗培南）。引起此患者感染的原因最可能是口腔及胃肠道革兰阳性及革兰阴性菌，而上述抗生素可以广谱覆盖这些敏感菌。如果患者对青霉素或头孢菌素类过敏（如速发型超敏反应），替代治疗的方案为氟喹诺酮或氨曲南联合万古霉素。如果已知患者有耐药菌定植或之前存在耐药菌感染，应早期加用抗耐药菌的抗生素，特别是在患者出现血流动力学不稳时。如本文中我们已知患者有 VRE 定植。若患者持续发热、病情不稳定或培养发现革兰阳性病原菌时，应加用达托霉素或利奈唑胺。

在中性粒细胞减少期，应每日对患者进行细致的查体。如患者中性粒细胞减少仍继续，并伴有发热超过 5 天，应重新进行鉴别诊断。本例患者，高度怀疑侵袭性真菌持续感染。尽管氟康唑可以有效预防念珠菌，但是对于曲霉菌或其他侵袭性菌株缺乏活性，因此这些致病菌会再次发生感染。在发热后 5～7 天，通常需要重复影像学检查及其他的实验室检查以明确持续发热的病因。

三、病例介绍（续）

患者在发热 48 小时后开始加用头孢吡肟和达托霉素抗感染治疗，但患者仍发热并伴有中性粒细胞减少。血及尿培养均阴性，X 线胸片显示正常。患者持续发热而无局部症状。病程第 7 天，行胸部，腹部及盆腔 CT 检查以寻找局部感染的证据。胸部 CT 显示双肺多发结节（图 7.2）。进一步行支气管镜检查，肺泡灌洗液分别行培养和酶联免疫分析，培养提示真菌菌丝（最终培养基显示曲霉菌增长），行半乳甘露聚糖抗原酶免疫分析法检测显示曲霉菌。故该患者可能的诊断为肺曲霉菌感染，考虑到该患者长期住院，可能为医院获得性的曲霉菌感染。

四、诊断，治疗及预防

侵袭性肺曲霉菌感染确诊需要肺组织病理学结果，但

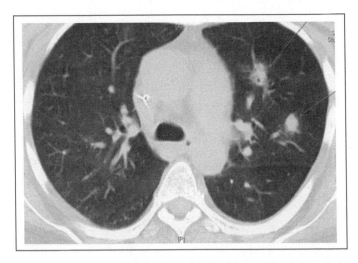

图7.2 CT结果 箭头显示结节周边伴有磨玻璃样改变或"晕征"，与侵袭性肺曲霉菌病表现相符

本例患者拟诊依据为：高风险人群结合影像学证据及培养结果。由于胞壁半乳甘露聚糖是侵袭性曲霉菌的特异抗原，故该患者肺泡灌洗液半乳甘露聚糖结果也进一步支持曲霉菌感染的诊断。半乳甘露聚糖抗原 EIA 检测的敏感性，肺泡灌洗液要高于血标本。除其他真菌感染（组织胞浆菌、酵母菌或青霉菌）外，应用哌拉西林/他唑巴坦及阿莫西林/克拉维酸时，其结果也容易出现假阳性。

治疗侵袭性曲霉菌感染首选的药物为伏立康唑。该药物的生物利用度在患者间及患者内存在广泛的差异，因此在治疗期间应密切监测血药物浓度。对于尚未确诊的进展性疾病，最佳初始治疗方案可考虑单用两性霉素 B 脂质体、卡泊芬净、米卡芬净及泊沙康唑，或在有成功先例支持下联合应用。有时病灶需要考虑外科手术切除。当然提高免疫功能对于是否能成功治疗疾病，起着决定性的作用。

接受 HSCT 移植的患者预防侵袭性曲霉菌病是一个重要且不断进展的问题。氟康唑没有抗霉菌活性，但近期一项对照研究显示，接受同种异体造血干细胞移植的患者预防性应用伏立康唑及氟康唑，使用伏立康唑的患者无真菌生存率和总生存率未显示出改善。发生移植物抗宿主病的白血病高风险患者中，泊沙康唑已被证实可以有效地预防真菌感染。

曲霉菌是一种腐生菌，广泛地存在于土壤、水源、水果及蔬菜中，医院很难彻底将其根除。在医院的建造过程中，常可发现空气中有曲霉菌孢子生长。虽然大多数曲霉菌是通过空气传播的，但医院的供水系统也是可能的来源。预防曲霉菌在医疗卫生机构内播散的方法包括：使用高效空气过滤器（HEPA）进行空气清洁、使用层流系统及要求患者离开病房时佩戴口罩。医院建造时应采取一些措施来进一步控制真菌。水漏应定期清洁，地面光滑，不要使用地毯。免疫受损患者的病房内应避免使用真空吸尘器或其他容易产生扬尘的清扫设备。

五、病例总结

该患者开始应用伏立康唑治疗。在移植术后 20 天中性粒细胞恢复至正常，热退。密切监测伏立康唑水平并维持在治疗浓度范围内（2 ~ 4mg/L）。患者情况稳定后出院。

推荐文献

Ascioglu S, Rex JH, de Pauw B, et al. Defining opportunistic invasive fungal infections in immunocompromised patients with cancer and hematopoietic stem cell transplants: an international consensus. Clin Infect Dis 2002;34(1):7–14.

Freifeld AG, Bow EJ, Sepkowitz KA, et al. Clinical practice guideline for the use of antimicrobial agents in neutropenic patients with cancer: 2010 update by the infectious diseases society of america. Clin Infect Dis 2011;52(4):e56–93.

Krishna G, AbuTarif M, Xuan F, Martinho M, Angulo D, Cornely OA. Pharmacokinetics of oral posaconazole in neutropenic patients receiving chemotherapy for acute myelogenous leukemia or myelodysplastic syndrome. Pharmacotherapy 2008;28(10):1223–1232.

Marr KA. Fungal infections in oncology patients: update on epidemiology, prevention, and treatment. Curr Opin Oncol 2010;22(2):138–142.

Perlroth J, Choi B, Spellberg B. Nosocomial fungal infections: epidemiology, diagnosis, and treatment. Med Mycol 2007;45(4):321–346.

Salgado CD, Ison MG. Should clinicians worry about vancomycin-resistant Enterococcus bloodstream infections? Bone Marrow Transplant 2006;38(12):771–774.

Tomblyn M, Chiller T, Einsele H, et al. Guidelines for preventing infectious complications among hematopoietic cell transplantation recipients: a global perspective. Biol Blood Marrow Transplant 2009;15(10):1143–1238.

Trifilio S, Pennick G, Pi J, et al. Monitoring plasma voriconazole levels may be necessary to avoid subtherapeutic levels in hematopoietic stem cell transplant recipients. Cancer 2007;109(8):1532–1535.

Walsh TJ, Anaissie EJ, Denning DW, et al. Treatment of aspergillosis: clinical practice guidelines of the Infectious Diseases Society of America. Clin Infect Dis 2008;46(3):327–360.

Wingard JR, Carter SL, Walsh TJ, et al. Randomized, double-blind trial of fluconazole versus voriconazole for prevention of invasive fungal infection after allogeneic hematopoietic cell transplantation. Blood 2010;116(24):5111–5118.

（姜太一　译　吴　昊　审校）

第八章 儿科中的问题

第一节 极低体重新生儿脓毒症
Sandra Fowler

一、病例介绍

女性患儿胎龄 25 周，经阴道分娩，出生体重 980g。母亲有子宫颈闭锁不全及 B 族链球菌菌尿症病史。女婴出生数分钟后插管，并行脐动静脉置管。患儿被收入新生儿重症监护室（NICU），行血培养检查后开始青霉素及庆大霉素治疗。出生后第 2 天予高频喷射通气，第 4 天常规筛查发现皮肤定植耐甲氧西林金黄色葡萄球菌（MRSA）。第 5 天拔除脐动脉导管，予右侧贵要静脉留置 PICC。抗生素共使用 7 天。经过积极支持治疗，患儿情况稳定，第 19 天开始完全经口喂养。

第 22 天，患儿出现一系列血氧下降症状伴呼吸性酸中毒及腹胀。完善脓毒血症的相关检测，并予万古霉素及哌拉西林/舒巴坦治疗。放弃经口喂养改为鼻饲。X 线胸片提示右上肺不张、斑片状渗出。有肠梗阻征象，无游离气体及肠壁囊样积气。气管吸取物革兰染色可见大量白细胞及少量革兰阳性菌。采 PICC 导管血、外周血及气管分泌物培养提示 MRSA 阳性，脑脊液及尿培养均阴性。

二、鉴别诊断与初步治疗

患儿的临床、影像及实验室检查符合医院内感染脓毒血症（迟发）和肺炎。迟发脓毒症一般认为发生于新生儿出生 48～72 小时后。NICU 治疗的婴儿有院内感染脓毒症的高风险，尤其是早产儿和极低出生体重（VLBW）

儿。约20%因VLBW（＜1500g）住NICU的患儿发生院内血流感染。其高发性归因于新生儿免疫系统及皮肤功能的不健全、使用血管内导管、长时间的静脉营养及长期的机械通气，以及手术操作包括中心静脉置管和动脉导管未闭结扎手术。对大多数NICU患儿，院内脓毒症的病原体（表8.1）多为革兰阳性菌。包括大量多重耐药菌，如凝固酶阴性葡萄球菌、MRSA、耐万古霉素肠球菌。某些医疗卫生机构革兰阴性菌（包括多重耐药菌）引起的院内脓毒症可达总数的15%到30%。据报道念珠菌的比例也有所上升。对可疑迟发脓毒症的患儿开始经验性抗生素治疗时应考虑到该流行病学特点。致病菌一经确定须降级广谱抗生素。一项大型多中心调查结果显示：70%的VLBW脓毒症患儿由革兰阳性菌导致，其中10%为金黄色葡萄球菌。MRSA的比例各中心差异较大，但都呈上升趋势。在NICU中，医院获得性MRSA菌株占据优势地位的同时，社区获得性表型也时有出现。重要的是，USA300克隆相关的毒力因子出现在甲氧西林敏感的金黄色葡萄球菌（MSSA）菌株中，使其在临床上，与金黄色葡萄球菌的类型难以鉴别。血流感染的常见症状无特异性，包括体温波动、窒息、缺氧、白细胞升高。MRSA的其他典型感染部位为皮肤及软组织、骨、关节和心脏。MRSA和MSSA引起的脑膜炎不常见，但是迟发性脓毒症中的脑膜炎发生率可能被低估。

足月顺产的婴儿对MRSA也缺乏免疫力，但其表现为皮肤脓疱而不是菌血症或脓毒症。据报道，母亲阴道MRSA定植率不超过3%，其垂直传播病例已有报道。另外还有研究显示：MRSA可经污染的乳汁传播。尽管如此，仍不推荐为产妇常规进行阴道MRSA定植的检测。

存在定植的患儿更容易出现MRSA的侵入性感染。一些观察性研究提示鼻内使用莫匹罗星伴或不伴有氯己定洗浴去定植，可有效限制NICU中MRSA的暴发。但没有随机试验性研究证实去定植治疗的有效性或在此类人群中已发生MRSA感染时的效果。在一起最终为所有新生儿使用莫匹罗星而得到控制的暴发事件中，经鼻插管或经鼻持续正压通气的患儿，MRSA 的清除率低。常规使用抗菌剂（如莫匹罗星）进行 MRSA 去定植时，可能增加细菌耐药性而需严密监测。

表8.1 首次迟发性脓毒症的病原菌分布：NICHD 新生儿监测网

病原菌	株数	百分比
革兰阳性病原菌	922	70.2
葡萄球菌（凝固酶阴性）	629	47.9
金黄色葡萄球菌	103	7.8
肠球菌	43	3.3
B 族链球菌	30	2.3
其他革兰阳性菌	117	8.9
革兰阴性病原菌	231	17.6
大肠埃希菌	64	4.9
克雷伯菌	52	4.0
假单胞菌	35	2.7
肠杆菌	33	2.5
沙雷菌属	29	2.2
其他革兰阴性菌	18	1.4
真菌	160	12.2
白色念珠菌	76	5.8
近平滑假丝酵母菌	54	4.1
其他真菌	30	2.3
合计	1313	100

数据来源：Carey AJ. Saiman L, Polin RA. Hospital-acquired infections in the NICU；Epidemiology for the new millennium. Clin Perinatol 2008；35：223–249.

三、病例介绍（续）

出生第 24 天拔除 PICC，停用哌拉西林/舒巴坦，改用万古霉素治疗 14 天后血培养阴性，逐渐恢复经口喂养，第 30 天恢复正常通气。

四、NICU 院内感染脓毒症的预防及治疗

万古霉素一直是新生儿 MRSA 血症的首选药物。初始剂量根据出生体重及实龄估算，并使药物谷浓度达 15 ~ 20μg/ml。万古霉素治疗失败或不能耐受时，可在儿科感染病专家的指导下使用利奈唑胺。克林霉素不能穿过血脑屏障，并且应尽量避免在新生儿 MRSA 菌血症中使用。尽管没得到临床研究的证实，但因利福平有针对生物膜的活性，在某些情况下提倡联合应用。诸如中心静脉置管这些装置应尽早拔除，避免转移性感染的发生。

仔细分析该病例的表现，其感染院内获得性脓毒症的危险因素包括自身（如超未成熟儿）和外来因素（如医疗器械）。因此，预防院内脓毒症的关键是识别这些高危因素并采取防范措施。这些措施包括改善新生儿皮肤屏障功能、促进胃肠道功能、预防念珠菌定植、避免中心静脉置管以及提高医务人员手卫生依从性。关于这些措施的相关研究见表 8.2。可采用如下更为有效及相对廉价的方法降低医院获得性感染的发生频次：①使用含酒精的手消毒剂；②避免用毛刷及粗肥皂擦洗皮肤；③中心静脉置管或更换敷料时，穿戴无菌衣和无菌手套；④接受抗生素管理培训以合理使用抗生素；⑤尽可能地避免使用增加感染风险的药物（全身应用激素等）；⑥减少破坏皮肤屏障的操作（如静脉穿刺及脚跟穿刺）；⑦减少中心静脉置管留置时间；⑧鼓励肠内营养及母乳喂养；⑨尽量增大空间和增加人员配置；⑩隔离或集中安置携带高毒性病原菌或耐药菌的患儿。

有 MRSA 感染或定植的患儿应集中管理，接触性隔离，在接触患儿及其医疗环境时戴口罩和穿隔离衣。许

多机构开始开展鼻内定植菌的筛查，对 CA-MRSA 可通过增加筛查位点，比如外阴及脐，来提高检出敏感性。不推荐对医务人员进行常规检测，在暴发时筛查可能有所帮助。已有分子或基于琼脂的商业化试剂可用于 MRSA 定植的快速检测。在暴发时，应对 MRSA 菌株进行分子学分析以确定其同源性。

表 8.2   NICU 降低医院获得性脓毒血症的可选策略

危险因素	策略	结果
内在因素		
降低皮肤屏障功能	局部使用润肤剂	改善新生儿皮肤状况但增加感染医院获得性脓毒血症的风险
降低胃肠道上皮细胞屏障功能	早期胃肠喂养 使用含有厌氧菌的益生菌	没有医院获得性脓毒血症的患儿应尽早开始胃肠喂养 使用益生菌可降低医院获得性脓毒血症的发生风险
外在因素		
念珠菌属定植	预防性应用氟康唑	降低真菌血症发生率 不能降低整体医院感染病死率
中心静脉导管	质量改进，提高置管和导管维护技术水平	降低导管相关性血流感染发生率
医务人员手作为潜在病原菌贮存地	手卫生产品：含酒精手消 vs 含洗必泰皂液	改善医务人员皮肤状况，对于医院获得性脓毒血症无显著性差异

引自：Saiman L. Strategies for prevention of nosocomial sepsis in the neonatal intensive care unit. Curr Opin Pediatr 2006；18：101－106.

五、病例总结

该患儿在住院第 4 天筛查发现 MRSA 阳性，对其实施接触隔离，并在整个住院期间均采取接触隔离防护措施。MRSA 感染或定植的患儿集中安置。病房后续有 MRSA 感染或定植病例散发，但未观察到暴发。

推荐文献

Carey A, Long S. Staphylococcus aureus: a continuously evolving and formidable pathogen in the neonatal intensive care unit. Clin Perinatol 2010;37:535–546.

Carey A, Saiman L, Polin R. Hospital acquired infections in the NICU: epidemiology for the new millenium. Clin Perinatol 2008;35:223–249.

Gerber SI Jr, Scott MV, Price JS, Dworkin MS, Filippell MB, Rearick T, et al. Management of outbreaks of methicillin-resistant Staphylococcus aureus infection in the neonatal intensive care unit: a consensus statement. Infect Control Hosp Epidemiol 2006;27:139–145.

Milstone A, Budd A, Shepard J, et al. Role of decolonization in a comprehensive strategy to reduce methicillin-resistant Staphylococcus aureus infections in the neonatal intensive care unit: an observational cohort study. Infect Control Hosp Epidemiol 2010;31:558–560.

Saiman L. Strategies for prevention of nosocomial sepsis in the neonatal intensive care unit. Curr Opin Pediatr 2006;18:101–106.

Song X, Cheung S, Klontz K, Short B, Campos J, Singh N. A stepwise approach to control an outbreak and ongoing transmission of methicillin-resistant Staphylococcus aureus in a neonatal intensive care unit. Am J Infect Control 2010;38:607–611.

（姜太一　译　吴　昊　审校）

第二节　医疗中的百日咳杆菌

Tetty C. Dixon

一、病例介绍

患儿，女，1 月前出生，出生时胎龄 38 周，因窒息入儿科急诊。除有进行性加重的鼻腔充血伴流清涕外，查体无其他异常。行血细胞计数及分类、血电解质、尿常规、肝肾功能及血培养等检查。结果显示：白细胞增高，以淋巴细胞为主，其他实验室检查均正常。入院 24 小时内，患儿窒息发作频率增加，呼吸暂停时间超过 30 秒，伴心动过缓及发绀。转入 ICU 予机械通气，开始氨苄西林及庆大霉素治疗。X 线胸片提示：肺纹理紊乱。

二、鉴别诊断及治疗

婴儿期的窒息可能是全身性细菌感染、脓毒症、心律失常或癫痫所表现出的症状。其他原因还包括解剖学异常（喉软骨软化症和器官真菌病）、创伤或中毒引起的中枢神经系统功能异常。肉毒杆菌中毒往往有流行病学因素。窒息也可见于某些呼吸道感染，如呼吸道合胞病毒、流感病毒、百日咳病毒引起的细支气管炎。鉴于患者临床症状迅速恶化，怀疑其发生脓毒症（尽管无发热）并开始广谱抗生素治疗（覆盖大多数病原体，包括 B 族链球菌、大肠埃希菌等革兰阴性菌）是合理的。另外，应当进行心电图检查以明确是否有心律失常、脑电图检查以明确是否存在癫痫。由于患者有流涕、淋巴细胞升高、肺纹理紊乱，病毒性肺炎也应作为鉴别诊断的主要疾病。

三、病例介绍（续）

接下来的 2 天，患者的症状无明显改善。血、尿培养阴性，心电图检查提示心律正常，脑电图检查未发现癫痫，呼吸道病毒 PCR 检查阴性。第 3 天予百日咳杆菌

PCR 检查并回报阳性。停用氨苄西林及庆大霉素，开始 5 天疗程的阿奇霉素治疗。主管该患者的住院医生请感染控制人员指导暴露后预防事宜。

四、讨论及百日咳在医疗过程中的预防

尽管百日咳疫苗接种很广泛，但百日咳杆菌［百日咳病（鸡鸣样咳嗽）的病原体］依然是引起发病和死亡的主要原因。根据美国 CDC 的报告，1981 年谷发病率为 0.54/10 万，到 2004 年峰发病率为 8.9/10 万。最近的数据来自 2008 年，为 4.18/10 万，患者人群主要为 6 个月以内婴儿、青少年和年轻成人。引起这种分布的原因之一是：随着年龄增长，疫苗的免疫活性下降，故青少年及成人也易发生百日咳杆菌感染。另一原因是百日咳可表现为轻症感染或无症状，非儿童患者往往被忽视。临床症状主要是由于百日咳杆菌粘附于呼吸道上皮细胞的纤毛上。该菌分泌毒素导致呼吸道炎症及纤毛麻痹，使其清除分泌物困难。百日咳抗原能避免如淋巴细胞增高等机体免疫防御作用，并引起化学趋化异常。百日咳潜伏期一般 7~10 天，波动在 4~21 天之间，潜伏期达 42 天者罕见。典型的临床病程分为 3 期：①卡他期：1~2 周，以鼻炎、喷嚏、轻度咳嗽、低热为主要表现；②发病期：持续 1~6 周，表现为发作性痉挛性咳嗽伴呼吸停止；④恢复期：数周到数月，症状逐渐好转。

百日咳并发症报道有继发细菌性肺炎、厌食、脱水、抽搐及脑病。百日咳死亡的主要原因是肺炎。刚出生的婴儿是死亡发生率最高的人群。6 个月以内的婴儿 12% 并发肺炎。83% 的百日咳死亡病例是 3 个月以内的婴儿。

医务人员（HCW）是医疗相关性百日咳主要的传染源。由于成年人免疫活力的下降，成人医务工作者成为百日咳的重要传染源。Wright 等开展了一项回顾性研究，为某医学中心住院医生及急诊员工进行百日咳毒素抗体及丝状血凝素检测，其年发生率分别为 1.3% 和 3.6%。UCLA 的另一项研究采用了其他抗体检测方法，延长了观

察时限，结果显示其医务人员具有更高的发生率，达33%。医疗相关性百日咳在医务人员和患者之间的传播，可能产生大量的感染病例。新生儿暴露在其他患者和感染了的医务人员中，增加了其感染及死亡的风险。2010年加州的一次百日咳暴发中，造成两月龄以内的西班牙裔新生儿1/10死亡。

百日咳诊断依赖临床表现及实验室检查。任何怀疑百日咳的有症状的患者都应采集鼻咽拭子进行百日咳杆菌检测。因新生儿具有很高的发病率和死亡率而需引起格外关注。细菌培养长期以来被认为是金标准，但其受标本采集及运输的限制。另外，百日咳杆菌生长缓慢，需要数日到2周才能获得培养报告，从而限制了其临床应用。PCR法因其灵敏快速，在大量实验室广泛应用，但其同样受标本采集方法的影响。血清学检测适用于发病后期的青少年和成人，但阳性结果只能提示曾经暴露于百日咳杆菌，不能确定是否为急性感染。

尽管存在 PCR 快速检测方法，但在医疗卫生机构中控制百日咳暴发及暴露依然困难重重。如前所述，成人长期咳嗽患者中百日咳可能性极小，成人百日咳往往症状轻微甚至无症状，而与此同时成人医务人员需护理易感人群：对百日咳无免疫力（新生儿）及免疫力衰退（成年患者）者。避免医院内传播的主要方法是快速诊断及确定暴露人群。暴露人群应监测 42 天。一旦出现症状，应予接触隔离及飞沫隔离，完成 5 天的有效抗生素治疗，拒绝治疗者应观察至出现咳嗽后 21 天。

所有的患者和医务人员暴露于确诊或疑似患者后，无论年龄及免疫状态均应预防性用药以减少疾病传播的可能性（表8.3 和表8.4）。尽管红霉素仍被推荐，但有研究证实阿奇霉素与其作用相当且耐受性更好。因红霉素可能导致幽门梗阻，阿奇霉素推荐使用于新生儿。在治疗的前 5 天建议医务人员暂停工作，而对于拒绝治疗者应在出现症状后 21 天内停止工作。无症状者无需停止工作。

表 8.3　治疗和预防百日咳

治疗建议

· 大环内酯类抗生素

　· 阿奇霉素疗程 5 天

　· 克拉霉素疗程 7 天

　· 红霉素疗程 14 天

· 替代方案

　· 复方新诺明疗程 14 天

· 1 岁以上患者发生咳嗽 3 周内治疗

· 1 岁以内患者发生咳嗽 6 周内治疗

暴露后预防

　· 暴露 3 周内给予抗生素治疗，特别是在高危环境中

预防与监测

· 6 周 ~ 6 岁之间儿童接种无细胞百白破三联疫苗（APDT），65 岁以下成人给予单剂破伤风、白喉和百日咳疫苗

所有病例报告给上级卫生行政部门

引自：Tiwari T, et al. Recommended antimicrobial agents for the treatment and postexposure prophylaxis of pertussis. 2005 CDC Guidelines. MMWR 2005；54（RR14）：1 – 16

表 8.4　密切接触后的预防性措施

· 密切接触百日咳患者是指：与有症状的患者面对面接触，距离在 3 英尺以内。在咳嗽、喷嚏或说话时会产生呼吸道飞沫（粒子 > 5 μm）

　· 密切接触还包括：

　　· 直接接触有症状患者的呼吸道、鼻、口分泌物

　　· 与有症状的患者在密闭的空间共处 > 1 小时

　· 某些具有高危因素的密切接触者暴露后可能产生严重的疾病，这些接触者包括：1 岁以内的婴儿、免疫缺陷综合征患者、慢性肺部疾病患者、呼吸功能不全患者，囊性纤维化患者

引自：Tiwari T, et al. Recommended antimicrobial agents for the treatment and postexposure prophylaxis of pertussis. 2005 CDC Guidelines. MMWR 2005；54（RR14）：1 – 16

疫苗可预防医务人员感染百日咳，特别是诊护儿科患者的医务人员。为医务人员接种疫苗可防止百日咳在医院内暴发。目前已有一些针对社区或医院暴发感染期间为医务人员接种疫苗的研究，但尚无针对暴发时医务人员使用疫苗的官方意见。

五、病例总结

患者完成阿奇霉素治疗，呼吸道症状逐渐改善，第 9 天行 X 线复查，第 12 天出院。24 名医务人员和 3 名患者在其尚未怀疑百日咳且没有隔离期间有明确暴露史。所有患者疫苗免疫均到期，18 名医务人员因从事新生儿、婴儿及儿童工作，在成年时予百白破疫苗加强。20 名医务人员和 3 名患者接受暴露后药物预防，4 名医务人员未接受。1 名医务人员未接受药物预防，也未接种疫苗，后出现呼吸系统疾病并经 PCR 确认为百日咳杆菌感染，休假 21 天。接触者未见其他疾病。

推荐文献

Centers for Disease Control and Prevention. Epidemiology and Prevention of Vaccine-Preventable Diseases. Atkinson W, Wolfe S, Hamborsky J, eds. 12th ed. Washington, DC: Public Health Foundation, 2011.

CDC. Guidelines for the control of pertussis outbreaks. Atlanta, GA: Centers for Disease Control and Prevention, 2000.

Christie CD et al. A trial of acellular pertussis vaccine in hospital workers during the Cincinnati pertussis epidemic of 1993. Clin Infect Dis 2001;33(7):997–1003.

Deville JG et al. Frequency of unrecognized Bordetella pertussis infections in adults. Clin Infect Dis 1995;21(3):639–642.

Guiso N et al. The Global Pertussis Initiative: report from a round table meeting to discuss the epidemiology and detection of pertussis, Paris, France, 11–12 January 2010. Vaccine 2011;29(6):1115–1121.

Hall-Baker PA et al. Summary of notifiable diseases - United States, 2008. MMWR Morb Mortal Weekly Rep 2010;57(54):1–94.

Langley JM et al. Azithromycin is as effective as and better tolerated than erythromycin estolate for the treatment of pertussis. Pediatrics 2004;114(1):e96–101.

Lavine J et al. Imperfect vaccine-induced immunity and whooping cough transmission to infants. Vaccine 2010;29(1):11–16.

Outbreaks of pertussis associated with hospitals--Kentucky, Pennsylvania, and Oregon, 2003. MMWR Morb Mortal Wkly Rep 2005;54(3):67–71.

Shefer A et al. Use and safety of acellular pertussis vaccine among adult hospital staff during an outbreak of pertussis. J Infect Dis 1995;171(4):1053–1056.

Tiwari T et al. Recommended antimicrobial agents for the treatment and postexposure prophylaxis of pertussis. 2005 CDC Guidelines. MMWR Morbid Mortal Wkly Rep 2005;54(RR-14):1–16.

Winter K, Harriman K, Schechter R, Yamada E, Talarico DO, Chavez G, California Dept of Public Health. Pertussis—California, January–June 2010. MMWR Morb Mortal Wkly Rep 2010;59(26):817.

Wright SW, Decker MD, Edwards KM. Incidence of pertussis infection in healthcare workers. Infect Control Hosp Epidemiol 1999;20(2):120–123.

（姜太一　译　吴　昊　审校）

第三节　新生儿重症监护病房呼吸道
合胞病毒感染

Nicole Theodoropoulos, Michael G. Ison

一、病例介绍

男性患儿 KC，双胎之一，出生体重 1120 克，其母因先兆早产于孕 27 周行剖宫产术。出生后使用了气管内表面活性剂治疗，在出生第一天因呼吸衰竭使用呼吸机辅助呼吸，并诊断为新生儿脓毒血症，给予氨苄青霉素及庆大霉素治疗 7 天。在出生第二天断奶后迅速经鼻持续正压通气（CPAP），第 29 天改为鼻导管吸氧。第 46 天除去氧源自主呼吸，经全肠喂养患儿体长、体重增加。在第 47 日晚，患儿突发呼吸暂停，同时出现心动过缓伴血氧饱和度下降，重新给予经鼻持续正压通气。查体发现上呼吸道阻塞，轻度肋间凹陷，不伴有喘息。经检查确诊为脓毒血症，并开始使用萘夫西林联合庆大霉素抗感染治疗。气管吸取物化验见中等量白细胞及少量上皮细胞，未发现致病菌。X 线胸片未见特殊异常。快速呼吸道合胞病毒（RSV）检测阴性。送检样本进行呼吸道病毒 PCR 检查。出生后第 51 天，患儿呼吸急促，出现三凹征伴有 CO_2 储留，面色苍白，皮肤发花。行气管插管给予呼吸机辅助通气，并留置动脉导管。患儿出现严重酸中毒，需要高频喷射通气，再次使用表面活性剂。在第 53 天呼吸道病毒 PCR 检测结果显示呼吸道合胞病毒转为阳性。

二、鉴别诊断及治疗

本例患者不论是否合并肺炎都需考虑院内细菌或真菌脓毒症，虽然该患儿已 20 天没有插管，近期没有使用广谱抗生素，喂养充足，未留置中心导管，发生脓毒症的可能不大。培养持续阴性，气管内吸取物检验结果不支持细菌性肺炎。由于疾病的发生在冬季，呼吸道病毒（包括流感病毒、RSV、腺病毒和副流感病毒）感染症状与初期呼吸困难、上呼吸道阻塞加重等临床表现一致。

RSV 是儿科患者常见的病原体。2 岁的儿童几乎全部感染过该病毒。RSV 发病率呈现季节性变化，常见于冬天和初春，但热带地区全年均可发病。对于健康的婴儿及儿童通常表现为鼻塞、咳嗽、喘憋，呼吸频率增加，喂养差，发热，可能合并氧饱和度低。如果早产儿合并感染，极少表现为呼吸道症状，这些婴幼儿初期表现为嗜睡、易激惹、喂养不耐受及呼吸困难。院内感染 RSV 潜在危险因素包括早产儿，肺部疾病，心脏疾病及免疫功能低下。如果婴儿患有潜在的肺脏或充血性心脏疾病等基础疾病时，在其发生 RSV 感染后更容易出现呼吸衰竭或肺动脉高压等并发症。

RSV 病毒可以通过体积较大的飞沫在近距离传播，也可通过污染物传播。医院内最有可能的传播途径是通过医务人员或探视者不洁的双手或污染物污染患儿眼、鼻而传播。潜伏期 2～8 天。感染的新生儿四周内均可有病毒排出。医疗卫生机构内医务人员通常为 RSV 的传播者。一份评估报告指出：在社区获得性 RSV 活跃的 2 个月间（因 RSV 入院人数增加），40% 以上的儿科医务人员获得 RSV；同时 27% 的该病区的患者在院期间发生了感染，从第一例 RSV 患者入住病区开始，平均第 18～19 天时 50% 以上的医务人员获得 RSV。本文强调医护人员出现呼吸道症状时应采取适当的预防措施。建议医务人员在呼吸道症状彻底消失前，在进行患者护理时，应采取穿戴口罩、帽子、隔离衣甚至休假等预防措施。当考虑患者为存在风险的群体时，可考虑单间隔离。

RSV 的诊断依赖鼻分泌物的酶联免疫法或直接免疫荧光法检测，或鼻分泌物 PCR 检测。抗原检测方法的灵敏度为 80%～90%，而鼻咽吸取物 PCR 检测灵敏度接近 100%。多个呼吸道病毒 PCR 检测目前在许多医院已开展，除 RSV 之外也可鉴定其他呼吸道病毒。

三、病例介绍（续）

该患儿直至第 58 天仍使用呼吸机辅助通气，呼吸性酸中毒仍未纠正。第 60 天拔管，后予鼻导管持续吸氧。目前患儿除生长速度缓慢外其他恢复良好。最终患儿停止鼻导管吸氧。患儿在二月份出生第 73 天出院回家，3 月门诊随诊，同时注射呼吸道合胞病毒单抗治疗。

四、治疗及预防 RSV

RSV 感染通常需要支持治疗，包括提供足够的氧源，鼻咽分泌物的吸取及在呼吸衰竭时进行呼吸机辅助通气。雾化吸入利巴韦林曾证实抗 RSV 有效，但不能降低呼吸机辅助通气的需求。临床效果缺乏显著性，潜在毒性和给药困难均限制了其在 NICU 中的应用。吸入 β 肾上腺素能药物或许对一些婴幼儿有效，如果初始治疗无效建议停用。皮质激素类药物未显示有效。对于存在高风险的患儿使用人源单克隆抗体、呼吸道合胞病毒单抗可以有效预防严重疾病的发生，具有感染高风险的早产儿、患有某种类型的慢性肺疾病及先天性心脏缺陷的婴幼儿，应常规在 RSV 流行季节出院时每月一次接种上述预防药物。在 RSV 感染的季节婴幼儿应坚持持续预防，甚至还包括已感染过的患儿。对于明确 RSV 感染的患者，已证实呼吸道合胞病毒单抗无治疗效果。

相比普通儿科病房，NICU 发生的呼吸道合胞病毒院内播散更少，但是在预防、控制、支出等方面面临额外的挑战，一方面在于疾病对新生儿更易产生不良后果，同时限制感染的播散会产生一定的费用。在某 NICU 暴发事件中，为救治感染的新生儿并控制感染的播散所产生的直接医疗支出、监测、预防等费用超过 1 百万美金。

除了实施标准预防，感染 RSV 的婴幼儿还应进行接触隔离防护和飞沫隔离防护。看护人员在接触患儿或污染物后应进行手卫生。进入新生儿重症监护室时，应穿戴隔离衣及手套。病房可为 NICU 内的单间，也可在开放病房内设定隔离区。当操作时可能会产生呼吸道分泌物喷溅时应戴外科口罩及护目镜，或面罩。如果 NICU 病房暴发感染应采取其他的措施，包括住在病房的其他婴幼儿都要进行筛选，将感染患儿集中安置，专人进行护理（表 8.5）。美国 CDC 尚未推荐应用抗-RSV 单克隆抗体（呼吸道合胞病毒单抗）控制 RSV 的感染暴发；但是，有限的数据显示，呼吸道合胞病毒单抗可以有效地控制 NICU 内 RSV 感染暴发。

表 8.5　NICU 中预防 RSV 等医院获得性病毒感染的控制措施
普遍适用的一般措施
入院/入监护病区时快速检测明确诊断
用含酒精快速手消或皂液、流动水践行良好手卫生
感染患者集中安置
进入患者房间应穿隔离衣，接触不同患者更换隔离衣，脱去脏隔离衣后手卫生
进入患者房间建议罩衣使用，同时应注意避免脏污的罩衣污染衣物
当进行可能发生呼吸道分泌物喷溅的操作时应戴口罩和防护眼镜
集中安置医务人员
限制家庭成员探视，确保来访者遵守感染控制政策
针对 RSV 的特殊措施
当其他控制措施失败时，考虑为密切接触者预防性应用呼吸道合胞病毒单抗
RSV：呼吸道合胞病毒
引自：Groothuis J, Bauman J, Mailinoski F, Eggleston M. Strategies for prevention of RSV nosocomial infection. J Perinatol 2008；28：319 – 323.

五、病例总结

该患儿临近床住院的患儿出现了气道充血及咳嗽，医院迅速将患儿安置在接触隔离和飞沫隔离区。2 天后快速 RSV 检测结果呈阳性。对此两例患儿采取接触和飞沫隔离防护措施 21 天。同一病区内的其他患儿一旦出现任何呼吸道病毒感染症状即进行飞沫和接触传播隔离 7 天。此期间无其他新生儿住进病区。对所有的员工进行 RSV 病毒的传播途径的培训，但无需与感染的患儿共同隔离。病房未限制探视。NICU 病房没有其他 RSV 感染病例出现。

推荐文献

Groothuis J, Bauman J, Malinoski F, Eggleston M. Strategies for prevention of RSV nosocomial infection. J Perinatol 2008;28:319–323.

Halasa N, Williams J, Wilson G, Walsh W, Schaffner W, Wright P. Medical and economic impact of a respiratory syncytial virus outbreak in a neonatal intensive care unit. Pediatr Infect Dis J. 2005;24:1040–1044.

Kurz H, Herbach K, Janata O, Sterniste W, Bauer K. Experience with the use of palivizumab together with infection control measures to prevent respiratory syncytial virus outbreaks in neonatal intensive care units. J Hosp Infect 2008;70:246–252.

Respiratory Syncytial Virus. In: Pickering LK, ed. Red Book. Elk Grove Village, IL: American Academy of Pediatrics, 2009.

Tablon O, Anderson L, Besser R, Bridges C, Hajjeh R. Guidelines for preventing healthcare-associated pneumonia, 2003. MMWR Morbid Mortal Wkly Rep. 2004;53(RR-03):1–36.

（姜太一 译 吴 昊 审校）

第九章　多重耐药微生物及生物恐怖主义

第一节　耐甲氧西林金黄色葡萄球菌定植患者

Jeremy Storm，Daniel Diekema

一、病例介绍

患者，女，76岁，患有糖尿病、高血压、抑郁症和轻度痴呆，长期住在护理院（LTCF），被人发现时躺在房间地板上，无法行走，右腿疼痛，精神状态差，随后送往医院。经急诊检查，该患者无发热，但血压低（血压88/40 mmHg）、心动过速（心率110次/分），呼吸24次/分；患者精神紊乱，右腿变短外旋。血红蛋白72g/L，头部CT和心电图均正常，右髋关节X线显示右股骨颈骨折。患者进行静脉输液，并且输入2袋浓缩红细胞，然后转至重症监护病房（ICU），并请矫形外科会诊。根据医院对来自护理机构（包括LTCFs）患者的规定，急诊室医生对该患者鼻腔进行了快速耐甲氧西林金黄色葡萄球菌（MRSA）筛查，结果为阳性（图9.1）。

该患者血流动力学不稳定，转至ICU治疗。因其属于MRSA定植患者，所以安排了单人病房，并施行接触隔离措施（除标准防护外，直接接触患者或患者的周围环境时穿隔离衣，戴手套）。矫形外科医生会诊后，建议患者状态稳定后立即进行关节成形术，同时建议咨询感染科，制定术前MRSA去定植和围手术期抗生素使用方案。

二、初始治疗

金黄色葡萄球菌是一种非常严重的医源性病原体，常

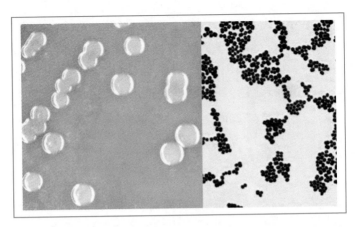

图9.1　左：鼻孔筛查所用的显色琼脂平板上的耐甲氧西林金黄色葡萄球菌（MRSA）菌落。右：MRSA菌落的革兰染色结果

造成手术部位感染。MRSA是美国医院内最常见的多重耐药菌（MDRO），约50％的医疗保健相关性金黄色葡萄球菌感染是MRSA所致。多数金黄色葡萄球菌感染是内源性感染，是定植于患者体内的同一菌株（通常定植于鼻腔，也会定植于其他身体部位，例如咽喉部和胃肠道）所致。在医疗活动中，金黄色葡萄球菌（包括MRSA）携带者感染金葡菌的风险要高于非携带者。因此，预防MRSA感染重点在于：①防止未定植者获得该细菌；②防止MRSA定植患者发生感染。

　　预防MDRO传播： CDC推荐，MDRO（包括MRSA）感染或定植患者，除实施标准预防外，还应该采取接触隔离防护（CP）措施。大量数据证明，MDRO暴发或流行期间，实施接触隔离，能成功预防MDRO传播；并且微生物学证实，患者周围环境存在MDRO污染，包括与环境密切接触的衣物也存在污染，导致MDRO暴发或者一段时间内感染率的增加。通过临床细菌培养能够检测到的MRSA定植患者数很少，因此建议对临床未感染患者鼻孔采样，"主动筛查"以确定那些定植患者，并对其实施接触隔离和/或去定植方案。这种主动检测和隔离（active detection and isolation，ADI）措施目前尚有争议，因为在不同的患者群体以及采用不同的ADI策略进行的研究得出了互相矛盾的结果。另外，大规模施行CP可能会造成不良后果，如：与医护人员的接触减少、焦虑和抑郁发生率升高、对医疗服务的满意度下降等。鉴别MRSA定植患者也是一个难题，因为MRSA可能存在于鼻腔、皮肤（尤其是伤口）、咽部和胃肠道，仅对鼻腔进行MRSA筛查可能会漏掉一部分定植患者（在某些研究中高达30%）。

据CDC/HICPAC指南推荐，当MRSA暴发或MRSA感染率持续增加时，需严格执行标准预防（Ⅰ级干预措施）；但如果MRSA感染率仍然居高不下或继续升高，则需启动Ⅱ级干预措施ADI（详见表9.1）。某些州和医疗卫生机构（如退伍军人事务部）已强制要求采用ADI。美国不同机构中的MRSA筛查、CP和去定植方案各异。很多医院，包括该患者入住的医院，仅对MRSA定植风险最高的患者（如：LTCF居住者、从其他护理院转来的患者、有MRSA定植或感染史的患者）采用ADI。

定植患者MRSA感染的预防，重点是采用一系列控制措施预防器械相关感染（如：CLABSI、VAP），并采用表面去定植方案降低定植细菌负荷。对于SSI的预防，近期的一项随机对照实验提示，金黄色葡萄球菌携带者使用氯己定（CHG）洗浴和鼻用莫匹罗星软膏，能够显著降低金黄色葡萄球菌SSI发生率；虽然该实验中没有MRSA携带者，但其结果同样适用于MRSA人群。

常用的MRSA去定植方案为2%莫匹罗星鼻用软膏（每天两次，至少使用5天），同时每天CHG洗浴。该方案能暂时成功清除80%以上患者鼻腔中定植的MRSA，但随着时间的推移，很多患者会再次发生MRSA定植。因此，最好在已知风险期，如：围手术期进行去定植，预防SSI发生；或者在暴发期进行去定植，中断传播。因

去定植可能诱发细菌产生耐药性，CDC 不建议将其列为
常规的 I 级干预措施（详见表9.1）。

表 9.1　医疗卫生机构内MDROs 1 级和2 级预防和控制推荐意见总结

类别	1 级：常规应用	2 级：强化控制措施
行政支持和依从性监测	· 将 MDRO 预防和控制工作放在首位 · 提供行政支持（资金和人员） · 提供专家咨询 · 建立交流平台 · 评价和改善 HCP 对推荐方案执行的依从性 · 建立标准，准确识别 MDRO 定植/感染患者 · 参与本地、区和/或全国性的 MDROs 防控工作 · 向医护人员和行政人员反馈最新信息，每年至少一次	· 向感染控制和 MDROs 专家获取专业指导意见 · 执行干预措施，提供领导支持、资金支持和实时监督 · 评估医护人员在 MDRO 传播中的角色（例如：员工水平、交流过程） · 及时向医护人员和行政人员反馈强化干预措施的进度和效果
MDRO 教育	· 对新入职医护人员（HCP）进行 MDRO 防控知识培训，并定期更新	· 对 MDRO 控制无效的区域工作人员加强培训频率
抗生素合理使用	· 进行多学科交流，正确选择抗菌药 · 采取相关的措施，使医生能够在相应的情形下选择合适的药物 · 为医生提供最新的药物敏感性报告和耐药趋势分析，至少每年一次	· 检查临床抗生素使用，强化 MDRO 监管的干预措施 · 按照规范促进抗菌药物合理使用

表 9.1（续）		
类别	1 级：常规应用	2 级：强化控制措施
监管	· 采用标准化的实验室方法和指南确定抗菌药物对 MDROs 的敏感性 · 建立管理体系，实验室检测到新的或异常的耐药性后，能及时告知相关部门采取感染预防措施 · 实验室分离到 MDROs 菌株后，有条件者进行分子生物学分型 · 建全实验室系统，检测临床分离株，找到 MDROs 传播的证据 · 按照 CLSI 要求，定期报告医院抗菌药物敏感性。 · 及时发现抗菌药物耐药性变迁，提示可能出现 MDROs 传播 · 注重特殊护理单元抗菌药物敏感性报告 · 监控医院内 MDROs 变化趋势	· 计算分析目标 MDROs 发生率 · 增加抗菌药物敏感性监测报告的频率 · 如有必要，对目标 MDRO 进行分型 · 制定操作规程，对高风险患者实施 MDROs 主动监测 · 对培养物进行分析，评估强化 MDRO 干预措施效果 · 针对目标 MDRO 的进行现患率培养物分析，确定传播是否降低或停止 · 定期重复进行时点患病率培养物分析，直至细菌不再传播 · 根据 MDRO 问题的评估结果，如有必要，采集培养物，评估与已知的 MDRO 感染或定植者密切接触的患者的定植状态 · 如果流行病学证据暗示医护人员可能是细菌持续传播的源头，那么从 HCP 中采集培养物，检测是否含有目标 MDROs

表 9.1 （续）

类别	1 级：常规应用	2 级：强化控制措施
防止传播的感染控制防护	· 日常医疗护理过程中遵循标准防护 · 紧急治疗时，对 MDROs 定植/感染的患者施行接触隔离 · 疑似或确诊 MDRO 定植/感染患者，首选单间隔离 · 无条件时，携带相同 MDRO 患者可安置在同一病房或护理区域内 · 上述条件无法实施时，可将 MDRO 患者与低风险患者安置在一起	· 对所有 MDRO 定植/感染的患者实施接触隔离（CP） · 进入患者病房或隔离间应穿隔离衣，戴手套 · 主动筛查 MDRO，阳性结果实施 CP，直至阴性 · 关于手套和/或隔离衣的广泛使用，尚未制定推荐意见（未解决的问题） · 根据具体 MDRO，按需防护 · 如采取强化控制措施仍不能控制传播，那么医院应停止接收患者入院
环境措施	· 遵循清洁、消毒和灭菌指南，保持病房和设备卫生 · 非关键性医疗用品，MDRO 感染/定植的患者专用 · 优先清洁实施接触隔离患者的病房 · 经常接触的物体表面和设备，需重点清洁和消毒	· 非关键性设备，实行患者专用 · 强化 MDRO 区域内员工的培训 · 加强监管，确保患者和 HCWs 经常接触的物体表面保持清洁和消毒 · 流行病学显示有细菌传播迹象时，进行环境卫生学监测（如：物表、共用的设备） · 如果控制环境传播失败，需腾空护理单元，进行环境评估和终末消毒

表9.1（续）

类别	1级：常规应用	2级：强化控制措施
去定植	· 不推荐常规应用	· 逐例咨询专家，寻求合理的去定植方案 · MRSA去定植时，需根据药敏实验结果或流行菌株的特点选择去定植药物。 · 监控去定植药物耐药性变化 · 有MRSA定植且有MRSA传播趋势，限定去定植HCP人群。

HCP：医护人员

根据Siegel JD，Rhinehart E，Jackson M，Chiarello L的表3以及2006年医疗护理感染控制实践咨询委员会制定的相关文件整理而成。Management of multidrug-resistant organisms in healthcare settings，2006. Am J Infect Control 2007；35（10 Suppl 2）：S165 - 193. 可以参阅 http://www.cdc.gov/ncidod/dhqp/pdf/ar/mdroGuideline2006.pdf.

三、病情介绍（续）

该患者对支持护理和疼痛控制的应答较好，生命体征稳定，精神状态改善。感染科医生建议立即实施去定植方案直至术前，每天两次鼻内莫匹罗星和氯己定洗浴，并推荐万古霉素作为围手术期预防用药。

髋关节置换术进展顺利，术后第5天，患者可在别人帮助下短距离行走，因此患者出院至其LTCF附属的康复中心。患者出院前鼻腔MRSA筛查结果为阴性。出院后4周回矫形外科复查，患者状况良好，无感染迹象，假体功能良好。

6个月后该患者因胸痛再次入院，鼻腔MRSA定植筛查阳性，实施CP。这次住院期间，患者精神状态更加焦虑偏执，转至精神科治疗痴呆抑郁症状，医生判断她的

CP措施过度，不利于治疗。经过与感染科和感染预防控制小组商议，只要患者无感染的体征或症状，不再实施CP。

四、管理

该病例反映了MRSA定植患者几种相关的问题，包括MRSA ADI、MRSA去定植、MRSA定植患者围手术期抗生素的选择以及MRSA定植患者的出院后随访。医院应根据各自的MDRO流行病学特点，积极采取不同的控制措施，预防MDRO的传播；同时要具体分析每名患者的特殊情况，做出相应调整。本例患者再次住院期间，实施CP的风险要大于其带来的收益。如果她的引流伤口出现了活动性感染，那么风险－收益的计算方式将会是不同的。同样，对所有LTCFs定植患者施行CP是不合适的，因为LTCFs是患者的居住场所，必须考虑社交和团体活动的因素。

该病例证实作为SSI的预防措施之一，金黄色葡萄球菌去定植的应用越来越普及；并且随着时间的推移，去定植的患者会重新定植。如果这种SSI预防措施成为标准护理方案，那么针对预防措施中使用的局部抗生素（如：CHG和莫匹罗星）进行耐药性监测将会变得更加重要。本病例证明了知晓手术患者金黄色葡萄球菌/MRSA定植状态的其他优势：如有必要，可以调整围手术期的抗菌药物预防使用方案，加入抗MRSA药物。另外一种无需进行筛查的替代方案是根据当地的SSI流行病学信息（甲氧西林耐药菌的比例、手术患者的风险因素等）制定围手术期的抗菌治疗策略。

五、病例总结

该患者二次住院后进展顺利，出院转至LTCF时，患者状态良好。因其LTCF感染控制政策规定，只有当患者出现感染或伤口有引流物时，才针对MRSA定植患者实施CP。因此，未针对该患者实施CP，允许她参与LTCF

的团体活动。

推荐文献

Bode LG, Kluytmans JA, Wertheim HF, et al. Preventing surgical site infections in nasal carriers of Staphylococcus aureus. NEJM 2010;362:9–17.

Cooper BS, Stone SP, Kibbler CC, Cookson BD, Roberts JA, Medley GF, et al. Systematic review of isolation policies in the hospital management of methicillin-resistant *Staphylococcus aureus*: a review of the literature with epidemiological and economic modeling. Health Technol Assess 2003;7:1–194.

Morgan DJ, Diekema DJ, Sepkowitz K, Perencevich EN. Adverse outcomes associated with contact precautions: A review of the literature. Am J Infect Control 2009;37:85–93.

Peterson LR, Diekema DJ. To screen or not to screen for MRSA. J Clin Microbiol 2010;48:683–89.

Siegel JD, Rhinehart E, Jackson M, Chiarello L, and the Healthcare Infection Control Practices Advisory Committee. 2006. Management of multidrug-resistant organisms in healthcare settings, 2006. Am J Infect Control 2007;35(10 Suppl 2):S165–193. Available at: http://www.cdc.gov/ncidod/dhqp/pdf/ar/mdroGuideline2006.pdf.

Weber SG, Huang SS, Oriola S, Huskins WC, Noskin GA, Harriman K, et al. Legislative mandates for use of active surveillance cultures to screen for methicillin-resistant *Staphylococcus aureus* and vancomycin-resistant enterococci: position statement from the joint SHEA and APIC Task Force. Infect Control Hosp Epidemiol 2007;28:249–60.

（姜太一 译 吴 昊 审校）

第二节 高度耐药的革兰阴性菌

Dror Marchaim，Keith Kaye

一、初始病例介绍

患者，女，84 岁，4 天前因充血性心力衰竭、肺水肿入院，血清肌钙蛋白略高。该患者因进行性痴呆，住在一个先进的护理疗养院。尿便失禁，生活不能自理，还有糖尿病、高血压、褥疮（Ⅲ 至 Ⅳ 级），近期脑血管意外导致左侧偏瘫。住院时，为监测尿量，患者被放置尿管，并于昨天（住院第 3 天）移除。今天早晨查房时，患者比平时虚弱，反应力降低，并且昨日进食差。患者无发热，血压 138/92 mmHg，心率为 89 次/分，体检未发现新的异常。重新置尿管后，采集尿液检查，提示患者出现了脓尿，显微镜下有大量细菌，染色后证实为革兰阴性杆菌。进行尿液和血液细菌培养后，对患者静脉输液头孢吡肟和万古霉素。

抗生素治疗 48 h 后（住院第 6 天），患者仍留置导尿管，无发热。尿培养结果为肺炎克雷伯杆菌，≥10^5 CFU，对所有 β-内酰胺类（哌拉西林/他唑巴坦除外［MIC = 4 μg/ml］）、头孢菌素类（包括头孢曲松、头孢他啶和头孢吡肟）、氟喹诺酮类和阿米卡星耐药；对妥布霉素、粘杆菌素、替加霉素、厄他培南（MIC = 2 μg/ml）和美洛培南（MIC = 1 μg/ml）敏感；超广谱 β-内酰胺酶（extended-spectrum β-lactamase，ESBL）表型阳性。血培养未见细菌生长。

二、鉴别诊断和初步治疗

因缺少新的临床症状及相应尿培养结果，该患者为无症状性菌尿。根据已有的证据，无论分离出何种病原菌，对无症状菌尿症患者采取抗生素治疗都收效甚微。因此，该患者及时停用抗生素。然而，该患者此次分离的是高度耐药菌株，需要加强监管，下文重点讨论。

尽管不需要使用抗生素，但该患者分离的是产 β-内酰胺酶的革兰阴性菌株。确定其耐药模式（如果非特异性机制）有助于合理使用抗生素和制定合适的感染控制措施。超广谱 ESBL 菌株通常对多种 β-内酰胺类和头孢菌素类抗生素耐药，并且通常对 β-内酰胺/β-内酰胺酶抑制剂，如：哌拉西林/他唑巴坦不应答（尽管在实验室中，通过该药的敏感性来鉴别是否为 ESBL）。

为分析该细菌是否产碳青霉烯酶，本病例中的微生物应行特异性试验，如 Hodge 试验（图 9.2）或 PCR 技术。初始实验室报告不能区别碳青霉烯酶和 β-内酰胺酶。如果一种肠杆菌科对美洛培南、亚胺培南或多尼培南 MIC 值≥1 μg/ml，或者对厄他培南 MIC 值≥2 μg/ml，那么该

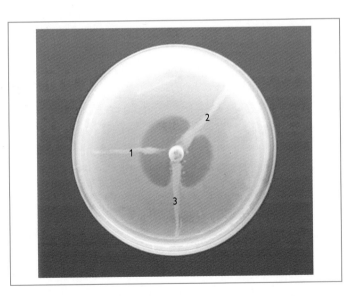

图 9.2　采用改良 Hodge 实验检测 3 个肠杆菌结果

在敏感的大肠埃希菌培养皿上放置一张碳青霉烯纸片，将 3 株肠杆菌科实验菌株（1~3）分别于平板上划线培养。如果纸片扩散圈内生长的大肠埃希菌周围出现三叶草形的缺口，判断为阳性，表明该菌株能产生碳青霉烯酶。在这张图中，菌株 2 和 3 为产碳青霉烯酶。

（供图：Hussein Salimnia，PhD，Detroit Medical Center，MI，USA.）

细菌属于碳青霉烯耐药的肠杆菌（carbapenem-resistant enterobacteriaceae，CRE）。

尽管存在争议，有些医院已经对 ESBL 菌株感染/定植患者实施接触隔离措施，接触隔离措施（接触患者及周围环境时穿隔离衣，戴手套）能降低病原体在医院内交叉传播（尤其是暴发期）。但是，尚不能确定接触隔离措施能否有效防止地方（确定）疾病的传播。

平衡这些因素的方法是，根据医院流行病学和临床趋势分析，对容易造成传播的定植/感染的患者施行接触隔离措施。但各医疗卫生机构情况有所不同。例如，大多数医疗卫生机构，CRE 是感染控制和临床监管的重点，因为 CRE 感染后，治疗方案非常有限。CREs 仅对多黏菌素（具有肾毒性）、氨基糖苷类（同样具有肾毒性，不建议单独用于严重感染）和替加霉素（由于其药效学性质，不是治疗菌血症的最佳选择）敏感。有时 CRE 对所有抗菌药物耐药。因此，通常应对 CRE 定植患者施行严格的接触隔离措施。有条件时，将此类患者安置在特殊的医院机构，专人护理，最大程度地降低 CRE 的传播风险。医院和微生物实验室应该密切监测 CRE 发生率。美国疾病控制和预防中心近期发布了 CRE 传播控制措施和推荐意见（表9.2）。

抗菌药物错误使用和过度使用是出现高度耐药革兰阴性病原体的重要风险因素，因此，限制此类耐药菌在医院内传播的另一个重要方面是限制碳青霉烯类药物的使用，包括亚胺培南、美洛培南和多尼培南。除非必须使用碳青霉烯类药物，如治疗 ESBL 菌株感染，一般情况下考虑无抗假单胞菌活性的碳青霉烯类，例如厄他培南。理论上讲，和抗菌谱更广的其他药物相比，厄他培南造成的选择性抗菌压力更小，但目前尚无有效的临床数据支持该假设。

表 9.2　医院内产碳青霉烯酶或碳青霉烯耐药肠杆菌控制推荐
　　　　方案预防控制院内传播措施

参数	评论
接触防护	防护服和手套，如有可能安排单人病房，适当的标识系统
强化正确洗手的依从性	进行观察和干预，以提高依从性
将患者集中安置	由专人负责集中安置
碳青霉烯酶产生情况的微生物检测[a]	采用改良的 Hodge 试验或基于 PCR 的方法筛查能够产生 ESBL 的肠杆菌以及因产生碳青霉烯酶而对厄他培南 MIC 升高的（≥2 mg/ml）分离株
将每名 CRE 病例的情况告知感染控制人员	临床微生物学实验室应该建立严格的检测和报告操作规程
高风险单位的现患率监测	在流行期或地方疾病发生率突然升高时尤其有用
高风险患者的主动监测策略	实例：①从某些发生率较高的长期护理机构新转来的住院患者；②从高风险医院单元（例如：烧伤科）转来的、曾经和 CRE 病例近距离接触的患者
审查去年的微生物学记录，确定是否遗漏了 CRE 病例	当 CRE 尚未在该地区/机构暴发时尤其有用
监测机构的 CRE 发生率	应该是感染控制和预防人员优先考虑的工作内容
在机构内施行抗菌管理方案	重点限制碳青霉烯、其他广谱药物的使用以及一般意义上的抗生素误用
与转诊单位建立联系	高风险机构，例如 LTACs；转移 CRE 患者之前应该事先沟通
在附近的非三级学术机构内强化感染控制实践	感染控制从业者应该"走向"附近的机构，协助改善整个医疗护理体系的感染控制实践活动
加强和监测清洁工作	对患者、病房进行有效的最终清洁，进行观察，确保相关人员采取了充分的清洁措施

ESBL：超广谱 β-内酰胺酶；LTAC：长期紧急护理机构；MIC：最低抑菌浓度

[a] 新的 CLSI 标准（临床和实验室标准研究所）声明，如果采用了较低的分界点，那么无需强制进行产碳青霉烯酶检验

主治医师得到尿培养结果后，要求感染性疾病（infectious disease，ID）科专家会诊。专家建议停用抗生素，立即移除尿管，将患者转移至单人病房，施行接触隔离措施。次日，实验室结果 Hodge 试验阳性，为 CRE。患者临床状态稳定，出院返回长期护理机构（long-term care facility，LTCF）。联系 LTCF，告知他们该患者体内定植 CRE。另外，在医院的计算机系统上"标识"该患者，下次住院时，就能够知道这名患者属于 CRE 携带者，在培养结果出来之前采取严格的隔离防护措施。

四、管理和讨论

侵袭性 CRE 感染（本患者为定植，非感染）通常需要给予积极和非常规的抗菌药物治疗和密切的临床观察。更重要的是，尽可能清除感染源（如移除血管导管、引流被感染的体液）。

为了有效控制区域内耐药菌传播，医院需要与周边 LTCFs、社区医院、护理院建立常规联系，当出现 CRE 时，更应如此。建立现代的医疗护理体系要求不同的医疗卫生机构间尽可能采取标准化的方式来执行防护策略。临床医师应携手推动这些工作顺利进行。

采用直肠监测培养 CRE 能够鉴定携带者（灵敏度 > 90%）。据 CDC 建议，出现 CRE 病例或流行趋势时，应对住院患者进行 CRE 携带现患率检测。另外，根据该区域内流行病学数据和经验，需对高风险人群进行常规主动筛查。举例来说，如果机构接收的患者来自于已知属于 CRE 流行区域的 LTCF（s），则应考虑进行主动监测；筛查重症监护病房（intensive care unit，ICU）患者或近期进行了有创操作的患者。这些主动监测需要对当地医院的多重耐药菌流行病学有一定的了解，以有效识别高风险患者。对于曾住院被列为 CRE 携带者的患者，再次住院时应采取接触隔离防护措施，直至确认当前的细菌定植状态。有些专家建议，只有连续三次直肠监测培养均阴性的情况下，才可排除患者定植状态；而其他专家则认为应综合采用细菌培养鉴定和 PCR 技术，如结果均为阴性，则可排除患者定植状态。因有些 CRE 菌株高耐药性并且可能是无法治疗的，因此要采取严格的隔离措施，直至解除隔离。对感染 CRE 或其他多重耐药菌（multidrug resistant organism，MDRO）的患者进行"标识"，采取合适的防控措施，能够降低 MDROs 发生率。

五、病例总结

该病例反映了治疗革兰阴性 MDROs，尤其是 ESBLs 和 CREs 感染/定植的患者时面临的挑战。然而，抗生素过度使用造成的"选择性压力"在医院内非常普遍，促进了耐药性的产生，本例患者亦是如此。本案中感染控制科、感染疾病科和主治医师之间的沟通产生了良好的效果。患者不再继续使用抗生素，而是进行了接触隔离，直至出院返回疗养院。现代的医疗护理体系已经成为一个整体，三级护理机构与周边机构的良好沟通已成为感染控制措施能否有效发挥的关键。

推荐文献

Boscia JA, Abrutyn E, Kaye D. Asymptomatic bacteruria in elderly persons: treat or do not treat. Ann Intern Med 1987;106:764–765.

Guidance for control of infections with carbapenem-resistant or carbapenemase-producing Enterobacteriaceae in acute care facilities. MMWR Morb Mortal Wkly Rep 2009; 58:256–260.

Schwaber MJ, Carmeli Y. Carbapenem-resistant Enterobacteriaceae: a potential threat. JAMA 2008;300:2911–2913.

Shlaes DM, Gerding DN, John JF Jr, Craig WA, Bornstein DL, Duncan RA, et al. Society for Healthcare Epidemiology of America and Infectious Diseases Society of America Joint Committee on the Prevention of Antimicrobial Resistance: guidelines for the prevention of antimicrobial resistance in hospitals. Clin Infect Dis 1997; 5:584–599.

Smith PW, Bennett G, Bradley S, Drinka P, Lautenbach E, Marx J, et al.; SHEA; APIC. SHEA/APIC guideline: infection prevention and control in the long-term care facility. Infect Control Hosp Epidemiol 2008;29:785–814.

（姜太一　译　吴　昊　审校）

第三节　万古霉素耐药的肠球菌
Cassandra D Salgado

一、病例介绍

患者，女，58 岁，持续头痛 3 天，送往急诊室治疗，在候诊期间突然呕吐，并开始失去意识。急查脑部影像学显示患者左侧后交通动脉瘤出现了蛛网膜下出血。患者接受了动脉瘤血管内栓塞，并转入神经科重症监护病房。患者住院期间并发了医院获得性肺炎和急性呼吸窘迫综合征（ARDS），接受了 8 天的万古霉素和头孢吡肟治疗。此外，患者出现了脑血管痉挛伴左大脑前动脉和大脑中动脉梗死，造成了脑水肿，行脑室 - 腹腔（VP）分流术。患者需要使用呼吸机，但能交流。住院第 11 天，患者发热，体温 39.3℃，同时伴有精神状态改变。查体时患者心动过速，心率 112 次/分，双肺呼吸音粗，右侧肺呼吸音弱。颈内中心管路的出口和 VP 分流位点均正常。血常规中 WBC 计数为 17.2×10^9/L，中性粒细胞 82%，5% 为杆状核细胞。尿液分析发现了痕量的血液，但无其他明显异常。通过 VP 分流抽取了脑脊液（CSF），呈现混浊状态，未出现黄变。CSF 中 RBC 计数为 17.55×10^9/L，WBC 计数为 14.70×10^9/L，中性粒细胞百分比 97%，葡萄糖 8 mg/dl（血清葡萄糖 122 mg/dl），蛋白质 233 mg/dl。CSF 革兰染色，发现了大量的 RBC、WBC 和革兰阳性球菌。采集血培养（一份采集自中心管路，两份采集自外周管路）。胸部 X 线发现了稳定的弥散性肺泡浸润，符合 ARDS 的特征。根据经验，用万古霉素和美洛培南进行治疗。

二、鉴别诊断和初步治疗

该患者病情复杂，伴有院内感染造成的发热，其鉴别诊断包括导管相关性血流感染、呼吸机相关肺炎和导尿管相关尿道感染；结合患者精神状态改变同时 CSF 异常，医生诊断其极可能发生了医院内脑膜炎、脑室炎或脑室周脓肿。医院内中枢神经系统感染的风险因素包括：近期（30 天内）头部创伤或神经手术、神经外科手术器械应用（脑室造口引流导管、脑室腹膜分流管或 Ommaya 储液囊）和 CSF 渗漏。患者已住院 11 天，可能会感染院内病原体，如：金黄色葡萄球菌、凝固酶阴性的葡萄球菌、肠球菌属、肠杆菌科和假单胞菌属，包括这些细菌的耐药菌株。在细菌培养结果出来之前，根据经验选择广谱抗生素进行治疗。

三、病例介绍（续）

移除患者的脑室腹膜分流管，放置外部脑室造口引流管。随后的 24 h 内患者状况无明显改善，继续发热，脑部 CT 提示发生脑室炎（图 9.3）。血培养结果阴性，CSF 培养 48 h 有粪肠球菌生长，经鉴定为万古霉素耐药菌株。根据药敏实验结果，停用万古霉素，改为利奈唑胺联合庆大霉素，美洛培南继续使用直至 CSF 培养阴性。72 h 后再次 CSF 分析，WBC 计数 $240 \times 10^6/L$，中性粒细胞 52%，淋巴细胞 40%，RBC 计数 $160 \times 10^6/L$，葡萄糖 89 mg/dl（血清葡萄糖 103 mg/dl），蛋白质 60 mg/dl。

四、讨论

肠球菌是人类胃肠道和泌尿生殖道中的正常菌群。肠球菌获得万古霉素耐药基因簇后就会成为万古霉素耐药菌，最常见的耐药基因为 *vanA*、*vanB* 或 *vanD* 基因。这些基因表达后，使细胞壁合成的肽聚糖前体的 D-Ala-D-Ala 末端置换为 D-丙氨酰-D-乳酸末端，末端改变使肽聚糖对万古霉素的结合亲和力显著下降，造成药物无效。据报道，万古霉素耐药的肠球菌（VRE）能够造成多种医源获得性感染，包括中心管路相关的血流感染、心内膜炎、导管相关的尿道感染、伤口感染和罕见的脑膜炎。最常见的具有临床意义的 VRE 分离株是粪肠球菌。根据疾病

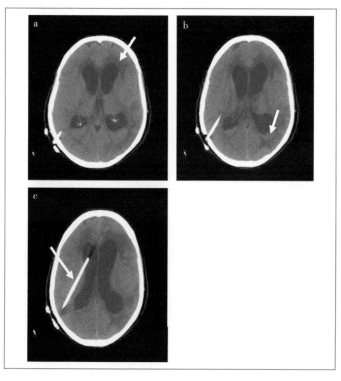

图 9.3　不适用静脉内造影剂的情况下的大脑 CT 扫描结果

　　A：箭头所指部分出现了脑水肿伴明显的脑室周水肿；B：箭头所指部分显示双侧后角区域的等密度波浪线，符合感染过程的特征；C：箭头所指部分为脑室分流导管位于右侧前角

预防和控制中心（CDC）最新的报告，美国医院内 VRE 的发生率稳步升高，住院患者分离出的肠球菌 30% 以上对万古霉素耐药。获得 VRE 的风险因素包括：曾经使用抗生素治疗、住院时间较长（尤其在 ICU）、免疫抑制、应用医疗器械（例如：导尿管或中心管路）和近距离接触另一名 VRE 携带者。

　　许多资料显示，VRE 血流感染后，因万古霉素耐药性增加了患者的患病率、死亡率和医疗成本。据近期数据分析，肠球菌血流感染的患者死亡风险增加 2.5 倍（图

9.4）。VRE 定植增加感染风险，有研究表明，4%～34%的定植患者随后会发生感染。定植患者发生感染的危险因素包括较远的部位出现感染、居住于长期护理机构以及接受万古霉素治疗。治疗 VRE 感染比较困难，因为对其敏感的抗菌药物比较少（表 9.3），同时还经常表现多重耐药性（最显著的是与氨基糖苷类药物联用时耐药）。

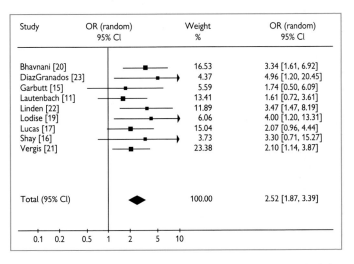

Study	OR (random) 95% CI	Weight %	OR (random) 95% CI
Bhavnani [20]		16.53	3.34 [1.61, 6.92]
DiazGranados [23]		4.37	4.96 [1.20, 20.45]
Garbutt [15]		5.59	1.74 [0.50, 6.09]
Lautenbach [11]		13.41	1.61 [0.72, 3.61]
Linden [22]		11.89	3.47 [1.47, 8.19]
Lodise [19]		6.06	4.00 [1.20, 13.31]
Lucas [17]		15.04	2.07 [0.96, 4.44]
Shay [16]		3.73	3.30 [0.71, 15.27]
Vergis [21]		23.38	2.10 [1.14, 3.87]
Total (95% CI)		100.00	2.52 [1.87, 3.39]

0.1 0.2 0.5 1 2 5 10

图 9.4　多项研究的 Meta 分析结果，这些研究给出了万古霉素耐药对罹患肠球菌血流感染的患者死亡率的影响

黑点代表的是每项研究中效应的点估计值。水平线代表的是每项研究的 95% 置信区间。菱形代表的是汇总测量值和 95% 置信区间。最右侧的一列给出了每项研究的具体数值和汇总测量值。

（使用本图片获得了 DiazGranados CA，Zimmer SM，Klein M 和 Jernigan JA 的批准。图片源于 Comparison of mortality associated with vancomycin-resistant and vancomycin-susceptible enterococcal bloodstream infections：a meta-analysis. Clin Infect Dis 2005；41：327－333.）

　　已经颁布的医疗卫生机构 VRE 防控指南中推荐了多层次的系列控制措施，包括加强培训，认识耐药菌的重要性，采取集束化感染预防控制措施，谨慎使用抗菌药物以及切断传播途径。和其他多重耐药菌一样，VRE 主要通过被污染的手、衣服和医疗器械在患者之间传播。另

表 9.3　万古霉素耐药肠球菌抗生素选择方案

抗生素	作用机制	易感 MIC (mg/L) 和抗菌作用	蛋白结合率 [%]	CSF 透过率 [%]	半衰期[b] (h)	成人静脉内给药剂量[b]	体外研究的活性[c]
氯霉素	抑制蛋白质合成	≤8 抑菌	50%~80%	未发的脑膜炎 50%	2~4	每 6 h 25 mg/kg（每天最高剂量 6 g）	无差异：奎奴普丁/达福普丁（合并 28 个分离株中的 80%）[13,16,18]，达福普丁加上庆大霉素或氨苄西林（全部 6 个分离株）[18]
达托霉素	使细胞膜去极化；抑制蛋白质、DNA 和 RNA 合成	≤4 杀菌	90%~95%	发炎的脑膜 5%~6%，未发的脑膜炎 2%[27,29,30]	7~8	每 24 h 6 mg/kg（这一病例系列的剂量≤12 mg/kg）	协同：利福平（24 个分离株中的 75% 对利奈唑胺耐药）[19,d]氨苄西林（42 个分离株中的 64%）[12e]；无差异：庆大霉素[11f]
利奈唑胺	抑制蛋白质合成	≤2 抑菌		28%~70%[10,14]	4~5	每 12 h 600 mg	无差异：多西环素[g]

表 9.3（续）

抗生素	作用机制	易感 MIC (mg/L) 和抗菌作用	蛋白结合率 [%]	CSF 透过率 [%]	半衰期[b] (h)	成人静脉内给药剂量[b]	体外研究的活性[c]
奎奴普丁/达福普丁	抑制蛋白质合成	≤1 抑菌	23%~32%/50%~57%	较差	0.85/0.70	每 8 h 7.5 mg/kg	协同：多西环素（12 个分离株中的 50%）、氨苄西林/舒巴坦（12 个分离株中的 23%）和万古霉素（12 个分离株中的 17%）无差异：氨苄西林 16 个分离株（全部 16 个合并分离株）[13,18]；氯霉素（合并的 28 个分离株中的大约 80%）[13,16,18]；多西环素（10 个分离株）[13-8]；庆大霉素（全部 19 个合并的分离株）[13,15,18]；替加环素[20]；万古霉素[16] 拮抗作用：氧氟沙星[15]
特拉万星	破坏细胞膜；抑制细胞壁合成	≤0.29 杀菌	93%	发炎的脑膜 2%	7~9	每 24 h 10 mg/kg	无数据

表 9.3（续）

抗生素	作用机制	易感 MIC（mg/L）和抗菌作用	蛋白结合率 [%]	CSF 透过率 [%]	半衰期[b] (h)	成人静脉内给药剂量[b]	体外研究的活性[c]
替加环素	通过 30S 亚基核糖体抑制蛋白质合成	≤0.25 抑菌	71%~89%	未测定	27~42	100 mg，随后每 12 h 50 mg	无差异：奎奴普丁达福普丁[20]；庆大霉素，万古霉素和多西环素[17]；利福平（合并菌落的86%）[17,20]

CSF = 脑脊液；MIC = 最低抑菌浓度

a 数据源于食品和药品监督管理局网站（www.accessdata.fda.gov,' scripts/order/drugsatfda/index.cfm）上的产品信息表

b 肾功能（肌酐清除率>50~60 ml/min）和肝功能正常的患者的剂量和半衰期。肾或肝功能不全的患者可能需要调整给药剂量

c 除非特别说明，所有研究均采用杀菌时间活性评价协同作用。一些体外研究评价了 <5 株万古霉素耐药的粪肠球菌分离株。对于抗生素联用疗法，采用杀菌时间和联用方法来评价活性最高的药物进行比较时，如果菌落计数结果的下降幅度 ≥2 log10 cfu/ml，则认为药物有协同作用。对于药物联用，如果菌落计数的下降幅度 <2 log10 cfu/ml，则认为疗效无差异。如果菌落计数结果升高了 ≥1~2 log10 cfu/ml，则认为有拮抗作用

e 本研究采用了 E 检验法。达托霉素与利福平联用时，在 42 个分离株中的57%菌株中表现出了协同作用[12]

f 在 E 检验时采用了协同方案中加入庆大霉素能够更加迅速地发挥杀菌活性[11]。另一项研究采用了 E 检验。达托霉素与庆大霉素联用时，在 21%分离株中表现出了协同作用[12]

g 除杀菌时间研究外，Checkboard 研究也发现，如果和多西环素联用，对大部分菌株的疗效无差异（尽管在 50 个临床分离株的 36%菌株中表现出了协同作用）[13]

h 另一项研究报告称，采用 checkboard 技术时，替加环素和万古霉素有协同作用，但采用杀菌时间研究得出的结果无差异[20]。对 vanA 和 vanB 亚型的 MIC90 值分别为 8 mg/L 和 2 mg/L[21]

使用这些数据得到了 T Le J. Bookstaver PB, Rudisiii CN, Hashem MG, Iqbal R, James CL, Sakoulas G 的批准。数据来源于 Treatment of meningitis caused by vancomycin-resistant Enterococcus faecium: high-dose and combination daptomycin therapy. Ann Pharmacother 2010; 44: 2001-2006.

外，环境污染较为常见，是患者获得某种细菌的源头之一。综合考虑这些因素，制定了急救护理单元预防细菌传播的策略，CDC称之为分级管理策略。常规控制方法除了标准预防（包括执行手卫生）外，还应对细菌定植/感染的患者施行接触隔离（有条件时提供单人病房，护理患者时穿隔离衣，戴手套），为这些患者分配专用的非关键性医疗用品。除此之外，医疗卫生机构还应遵守患者护理区域的清洁、消毒及灭菌指南。如果采取了常规控制措施后VRE感染的发生率或患病率仍然没有降低，或者VRE感染暴发，则需采取强化控制措施。包括采取主动监测筛查定植患者，最大程度地保证接触隔离的效果，强化环境清洁和消毒工作，同时采取辅助措施，如使用局部制剂进行去定植（例如：氯己定洗浴）。

五、病例总结

患者经过14天适当的抗菌治疗，移除了外部脑室造口引流管，安置了新的脑室－腹腔分流器械，然后继续服用抗生素7天（共计21天适当的抗菌治疗）。随后的两周内，患者病情缓慢好转，逐渐脱离了呼吸机，出院至康复中心。神经外科重症监护病房的另外3名患者被诊断为VRE定植，采取了强化控制措施，包括主动监测方案、接触隔离、强化清洁和氯己定洗浴。在接下来的3个月内，该机构未发现新的VRE感染病例。

推荐文献

Carmeli Y, Eliopoulos G, Mozaffari E, Samore M. Health and economic outcomes of vancomycin-resistant enterococci. Arch Intern Med 2002;162:2223–2228.

DiazGranados CA, Zimmer SM, Klein M, and Jernigan JA. Comparison of mortality associated with vancomycin-resistant and vancomycin-susceptible enterococcal bloodstream infections: a meta-analysis. Clin Infect Dis 2005;41:327–333.

Le J, Bookstaver PB, Rudisill CN, Hashem MG, Iqbal R, James CL, et al. Treatment of meningitis caused by vancomycin-resistant *Enterococcus faecium*: High-dose and combination daptomycin therapy. Ann Pharmacother 2010;44:2001–2006.

Muto CA, Jernigan JA, Ostrowsky BE, et al. The Society for Healthcare Epidemiology of America guideline for preventing nosocomial transmission of multidrug-resistant strains of *Staphylococcus aureus* and *Enterococcus*. Infect Control Hosp Epidemiol 2003;24:362.

Olivier CN, Blake RK, Steed LL, Salgado CD. Risk of vancomycin-resistant Enterococcus bloodstream infection among patient colonized with VRE. Infect Control Hosp Epidemiol 2008;29:404–409.

Siegel JD, Rhinehart E, Jackson M, Chiarello L; Healthcare Infection Control Practices Advisory Committee. Management of multidrug-resistant organisms in healthcare settings 2006. Centers for Disease Control. Available at: www.cdc.gov/ncidod/dhqp/pdf/ar/mdroGuideline2006.pdf (accessed October 7, 2011).

（姜太一 译 吴 昊 审校）

第四节　生物恐怖主义和医院应对措施

J. Michael Kilby

一、病例介绍

女性患者，35 岁，既往体健，因身体不适，全身肌痛，头痛，低热 3 日来到急诊室就诊。今天该患者出现呼吸急促，少量咯血，否认鼻漏、鼻窦充血或咽痛。该患者独居，无流感样疾病接触史，否认吸烟室，否认违禁药物服用史。患者在一家处理信件和包装的工厂工作。由于患者从事与政府相关的工作，所以每年都会接受结核菌素皮肤试验，结果一直为阴性。上周，和她在同一仓库工作的几名员工都出现了发热、咯血和气喘症状，其中一名男性昨天死于不明原因脑膜炎，于是她才前往医院就诊。

体格检查时，患者表现出焦虑及不适，血压 100/55mmHg，脉搏 105 次/分，呼吸 26 次/分，体温 38.1℃。口咽部未发现异物及口腔溃疡。颈部淋巴结呈圆形、质硬、无压痛。X 线胸片显示患者肺野清晰，但听诊发现右肺下部出现了浊音和呼吸音减弱。肠鸣音正常，未出现腹部压痛或脏器肿大，无关节炎及肌肉触痛，无皮疹或水肿。全血细胞分析和生化检查未见明显异常。动脉血气分析：pH 7.48，$PCO_2 = 29mmHg$，$PO_2 = 89mmHg$。胸部 X 线成像显示患者纵隔增宽，左侧存在胸腔积液（图 9.5）。

二、诊断和初步治疗

绝大多数健康成人出现低热，身体不适时，一般为病毒性感染，无需特殊检查治疗，但如果出现进行性呼吸困难、呼吸急促和咯血，则需要详细检查和紧急治疗。对于一名不吸烟又没有慢性病史如结核病的成人而言，出现咯血和急性呼吸困难，可能出现了危及生命的疾病，包括肺栓塞或细菌性肺炎。但就算感染科或急诊科专家作出诊断也不能认定为生物恐怖事件，除非同时发现多名同样病例或者有新闻媒体消息或政府提出警示。

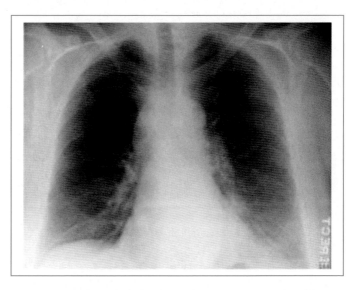

图 9.5　一例吸入性炭疽病例的 X 线胸片平片，显示患者纵隔增宽和左侧胸腔积液

（使用本图片得到了 Jernigan JA，Stephens DS，Ashford DA 等的批准。图片源于 Bioterrorism inhalational anthrax：the first 10 cases reported in the United States. Emerg Infect Dis 2001；7：933 – 944）

2001 年，美国发生了一起严重的生物恐怖事件，当时有人将炭疽杆菌送到了一些地位显赫的美国联邦官员的办公室中。有鉴于此，医生询问了这名患者同事的疾病详情，并要求告知患者的雇主以及当地和州卫生部门来调查患者所在的地区是否可能出现了生物恐怖事件。本案例是一起明显的职业病暴发事件，出现了呼吸症状、咯血和重症脑膜炎，情形和 2001 年非常相似，当时接触或打开邮件的人员发生了炭疽杆菌的暴露，经过 4 ~ 6 天潜伏期，出现了吸入性炭疽病。

尽管吸入性炭疽病不会在人与人之间传播，但保险起见，在等待评价结果期间，应该将这名患者安置在负压隔离房间内，且不能排除与结核病进行鉴别诊断。如果怀疑属于生物恐怖袭击，结合该患者工作场所情况，需要考虑非典型的传染性病原体，如鼠疫杆菌。

三、病例介绍（续）

在开始使用氨苄西林/舒巴坦、环丙沙星和多西环素之前，对患者进行了血培养。留取痰液进行革兰染色、抗酸涂片分析和常规培养。胸部 CT 显示，患者纵隔增宽伴中心出血，左侧大面积胸腔积液。通知医院灾害应对中心负责人，并将事态发展上报到疾病控制中心官员，同时对该患者工作场所进行调查，可能是一种常见的化学性或感染性暴露引起的恐怖事件。血培养 24 h 内，检测到了细长的、雪茄状的革兰阳性杆菌（图 9.6）。将患者转入重症监护病房。患者由于呼吸困难加重，放置胸腔引流管，引流液为血性渗出液，腰椎穿刺未发现白细胞，蛋白质和葡萄糖含量正常。

四、医院应对措施

在这里全面讨论潜在生物恐怖武器的多样性是不现实的，但是应认真思考恐怖分子/组织选择的病菌最可能具有的生物特性：①**高致命性或高毒性**：吸入性炭疽病可造成高死亡率（50% ~60%），但如果及时使用抗生素和医院护理能够显著降低死亡率。其他潜在的病毒，例如天花和病毒性出血热，造成的死亡率稍低（~30%）。不同病毒的发病和死亡时间不同——化学物质或致命的毒素，例如肉毒素可在 2 ~4 天内发挥作用，肺鼠疫和野兔病数天内发病，吸入性炭疽病一周内发病（但低剂量暴露时，可能会延迟数周发病），天花则潜伏期长，且病程缓慢。②**无有效的治疗方案**：吸入性炭疽病难以及时诊断，但一经诊断，即使病情进行性加重，治疗效果也非常有效。指南建议同时采用多种已知有抗炭疽活性的药

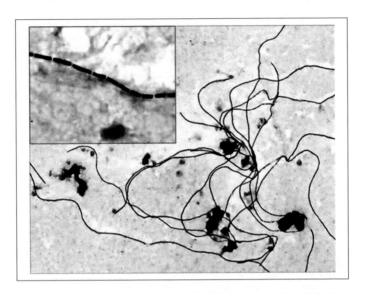

图 9.6　长链革兰阳性杆菌炭疽杆菌的特点，如图这种分段、
　　　　呈串珠状排列的炭疽杆菌的威力更大

（使用本图得到了 Inglesby T，Otoole T，Henderson DA 等人的许可。
图片源于 Anthrax as a biological weapon，2002：updated recommendations
for management．JAMA 2002；287：2236－2252）

物进行治疗。鼠疫和野兔病对正确的抗生素的反应也较
好，但根据经验用药治疗败血症或肺炎疗效不好。天花
和病毒性出血热病毒属于潜在的致命的生化武器，且无
有效治疗方案。③稳定性和可行性：十年前美国炭疽袭
击事件表明，个人或小团体有可能生产足够量的炭疽杆
菌，用于大范围的犯罪活动。炭疽杆菌的分布广泛，举
例来说，很多国家的土壤中都含有炭疽杆菌，而且相对
容易培养。它能够形成芽胞，芽胞可以存活很长时间，
因此，投放病菌后，会长期存留在环境中，造成持续健
康危害。肉毒素广泛存在于自然界，不难获得。天花是
一种可怕的病原体，性质稳定，易雾化。但是天然的天
花病已彻底根除，世界上仅有两家机构为实验目的保存
了天花病毒，唯一获取天花的途径就是破坏其高度机密

的管理。其他可能用作生物武器的病原体，例如土拉弗朗西斯菌（土拉菌病）、反转录病毒（HIV-1）或病毒性出血热病毒（埃博拉、马尔堡病等），需要比较复杂的流程和特殊的机构才能制备和投放，也许只有资金雄厚的团体或全国范围内的恐怖袭击方案才会应用这些病原体。④**感染性**：炭疽杆菌用作致命性武器的优势在于，可以通过雾化形式有效投放少量的炭疽杆菌。大多数暴露于炭疽杆菌的人群，尤其是在发达国家，对这种病原体没有获得性免疫力，因此美国人普遍对炭疽杆菌易感。天花的情形同样不乐观，因为自从天花病毒被从世界范围内清除后，已经有数十年没有进行疫苗接种，人群的免疫力正在下降或消失，尤其是最年轻和最健康的人群。对于一些其他的病毒和细菌，即便能够有效投放，但鉴于宿主和病原体相关因素的复杂性，其穿透力也存在差异，因此如果想要造成大范围人员伤亡，可能需要有大量的人群暴露于病原体。然而，生物恐怖主义的主要目的显然是要造成恐慌和混乱，即使只有少数人对病原体易感、受到了严重影响，这一目标也有可能实现。⑤**二次传播**：吸入性炭疽病通常不会在人与人之间传播，所以如果想要造成大范围的持续性伤亡，炭疽杆菌并不是理想的选择。当然，通过皮肤伤口处接触炭疽杆菌也有可能造成更多的皮肤炭疽病病例（2001 年的事件中有一名儿童的情况就是如此，其父母参与处理了被炭疽杆菌污染的邮件），但这种疾病是可以治疗的，通常不会致死。天花可以通过直接接触或空气飞沫在人与人之间传播，因此应该对暴露于或感染了天花病毒的人群实施严格的隔离制度，将其安置于负压房间内。肺鼠疫也极有可能在人与人之间传播。尽管在实验室接触野兔病或病毒性出血热病例是一个重大问题，但基本没有证据表明宿主之间的二次传播是这些病原体的常见现象。

　　根据这些原则，表 9.4 概述了医院针对生物恐怖事件的几种最高级别的应对策略。

表9.4	医院生物恐怖事件应对方案

A. 为生物恐怖主义应对工作和多学科委员会**指定一名协调员**，负责与当地的和州卫生部门以及 CDC 进行密切交流

B. **制定紧急计划**，定期审查和更新，必须覆盖周边区域，包括缺少大型医疗中心的乡村。与微生物学专家，包括供职于卫生部门和 CDC 的专家进行密切交流，这是确保能够及时进行专业、快速诊断检验的必要举措

C. 准备可供短期内应用的**足够抗生素**（包括环丙沙星和多西环素，如本例所述）。联邦政府已经囤积了大量抗生素，运载适当补给物资（抗生素、疫苗等）的班机能够在 12 h 内降落在美国的任何地方。已经采取措施来确保能够生产足量的天花疫苗，例如，必要时可供所有美国人使用

D. **负压房间**，每小时换气 6～12 次（对天花或鼠疫尤其重要）。如果暴露范围较大，那么将会在短期内占用通常情况下为结核病等患者预留的病房。需要考虑是否将带有独立通风系统的医院或者甚至整个建筑（学校、康复中心等）作为隔离区域

五、进一步病例讨论

炭疽杆菌可通过吸入、皮肤或胃肠道感染人体，但从生物恐怖的角度来讲，主要问题是吸入性炭疽病。经过 4～6 天的潜伏期后，患者可能仅出现非特异的不适和低热，极少出现潜在致命性疾病的迹象。大约半数吸入大量炭疽杆菌的患者可能出现脑膜炎体征，而典型的革兰阳性菌引起的脑膜炎是区别于社区病毒感染暴发的一个重要线索。2001 年美国袭击事件中几乎所有的病例都出现了纵隔腺病，尽管某些病例初始的 X 线胸片平片上并没有观察到明显的迹象。虽然之前的文献指出，肺实质浸润并不是吸入性炭疽病的特征，但 CT 扫描结果显示，2001 年事件中的大部分受害者出现了浸润或者肺实变。大部分患者出现了血性胸腔积液，需要进行胸腔穿刺或置入胸管。给予抗生素前采集了所有患者的血液进行培养，24 h 内均检测到了炭疽芽胞杆菌的生长，仔细观察

后发现，至少有一名患者的外周血液涂片上有可见的微生物。

从流行病学的角度来讲，血清学检查和鼻腔拭子培养有助于评价暴露程度以及制定暴露后的预防计划，但对于个体暴露患者没有用处。血清学检查耗时较长，对于紧急治疗决策无意义，在证实侵袭性感染方面，鼻腔定植的检测准确度远不如检测血液或 CSF 培养物中的微生物。

许多抗生素有潜在的抗炭疽杆菌活性。一种合理的建议是采用多药物联合治疗，包括环丙沙星、多西环素或二者联用。应该评价具体分离株的敏感性，以协助制定个人和公共卫生治疗策略。炭疽疫苗可通过军方渠道和CDC 获得，主要用于暴露前预防。抗生素治疗后，增强机体免疫力，防止休眠的芽胞重新活化。在非灵长类动物中进行的试验以及 2001 年袭击事件证明，只采用多种抗生素联用治疗也有可能完全治愈，即使是病情严重且不断恶化的，包括出现脑膜炎的患者。

六、病例总结

最初这名患者在重症监护病房接受静脉内抗生素治疗。尽管会诊后建议使用联邦方案接种炭疽疫苗或采用免疫疗法（免疫球蛋白或单克隆抗体制剂），但患者不愿意接受试验性的干预措施。与 CDC 官员沟通协调后，采用 PCR 技术很快证实患者的血培养分离株为炭疽芽胞杆菌。另外，其他的医院证实，她至少一名同事的血液里，以及那名死于脑膜炎的男性患者的脑脊液中都含有炭疽杆菌。CDC 和区域公共卫生官员对所有其他（＞1,000）可能接触了经由空气传播的炭疽杆菌的患者进行治疗分类和预防治疗。尽管需要一个多月的胸腔积液引流，每天两次口服 500 mg 环丙沙星以及每天两次口服 100 mg 多西环素，连续服用 60 天，但患者最后还是完全康复。

推荐文献

Ingleysby T, O'Toole T, Henderson DA, et al. Anthrax as a biological weapon, 2002: updated recommendations for management. JAMA 2002;287:2236–2252.

Jernigan JA, Stephens DS, Ashford DA, et al. Bioterrorism-related inhalational anthrax: the first 10 cases reported in the United States. Emerg Infect Dis 2001;7:933–944.

Stern EJ, Uhde KB, Shadomy SV, Messonnier N. Conference report on public health and clinical guidelines for anthrax. Emerg Infect Dis 2008;14(4)pii:07–0969.

（姜太一　译　吴　昊　审校）